Carl-Auer

Andreas Kollar

Einführung in Brainspotting

2024

Reihengestaltung: Uwe Göbel
Umschlaggestaltung: B. Charlotte Ulrich
Redaktion: Veronika Licher
Satz: Verlagsservice Hegele, Heiligkreuzsteinach
Printed in Germany
Druck und Bindung: CPI books GmbH, Leck

FSC www.fsc.org MIX Papier | Fördert gute Waldnutzung FSC® C083411

CPI klimaneutral Mehr Bäume.Weniger CO_2

Erste Auflage, 2024
ISBN 978-3-8497-0521-3 (Printausgabe)
ISBN 978-3-8497-8475-1 (ePUB)

Bibliografische Information der Deutschen Nationalbibliothek:
Die Deutsche Nationalbibliothek verzeichnet diese Publikation in der Deutschen Nationalbibliografie; detaillierte bibliografische Daten sind im Internet über http://dnb.d-nb.de abrufbar.

Informationen zu unserem gesamten Programm, unseren Autoren und zum Verlag finden Sie unter: **https://www.carl-auer.de/**.
Dort können Sie auch unseren Newsletter abonnieren.

Carl-Auer Verlag GmbH
Vangerowstraße 14 • 69115 Heidelberg
Tel. +49 6221 6438-0 • Fax +49 6221 6438-22
info@carl-auer.de

Inhalt

Einleitung

»Wir [im Brainspotting] wollen gar nicht, dass alle [Therapeut:innen] Brainspotter werden. Mir geht es darum, die Hauptideen von Brainspotting im Bereich der Psychotherapie zu verbreiten.«

David Grand (2022a; Übers.: A. K.)[1]

»Wohin wir schauen, beeinflusst, wie wir uns fühlen.« Dieser Satz ist die Basis für alles, was Sie jetzt lesen werden. David Grand, der Entwickler des Brainspottings, bezeichnet ihn als wesentliche Grundlage, wenn man erklären will, worum es beim Brainspotting eigentlich geht. Sie haben das bestimmt schon an sich selbst beobachtet oder werden es während oder nach der Lektüre dieses Einführungsbuches aufmerksamer tun: Wenn Sie über etwas nachdenken, kann es leicht sein, dass Sie dabei in eine bestimmte Richtung schauen. Das, was Sie dann empfinden, kann sich aber schnell und grundlegend verändern, wenn Sie Ihren Blick in eine andere Richtung lenken. Genau das macht sich Brainspotting zunutze. Die noch recht junge Methode hat längst international Einzug gehalten in die psychologische und psychotherapeutische Behandlung von psychischen Erkrankungen (vor allem bei Traumafolgestörungen) oder wird zur Leistungssteigerung eingesetzt.

Dieses Buch gibt einen Überblick über die Anfänge und Hintergründe von Brainspotting und erklärt, wie man vorgeht, wenn man Brainspotting anwenden will. Gleichzeitig ist es ein »Jubiläumsbuch«, weil Brainspotting genau vor 20 Jahren entdeckt wurde. Vielleicht ist es auch deswegen ein bisschen mehr als ein Einführungsbuch. Einiges von dem, was Sie lesen werden, ist noch nicht in Schriftform publiziert und stammt aus YouTube-Interviews mit David Grand. Diese Einführung enthält somit das

1 Aus einem Interview mit David Grand; ca. Minute 34:00. Verfügbar unter: https://www.youtube.com/watch?v=wUBZVKsXV4c [22.7.2023].

Aktuellste, was es im Brainspotting zurzeit gibt. Ich beschäftige mich seit mehr als zehn Jahren mit dieser Methode und bin fasziniert davon, wie viel sie mir geholfen hat, meine therapeutischen Fähigkeiten zu schulen. Und ich bin auch überzeugt, dass viele Elemente davon unbedingt in eine »Grundlagenausbildung« von Therapeut:innen, aber auch von Coaches und Berater:innen gehören. Auch wenn ich mittlerweile ganz stark meinen eigenen Weg gehe und den hypnosystemischen Ansatz mit einem Kernelement von Brainspotting, dem fokussierten Prozessieren, verbinde, empfinde ich immer wieder eine große Freude, wenn ich mich mit Brainspotting beschäftige.

Diese Einführung will auch dazu beitragen, die kritische Diskussion um Brainspotting neu zu kultivieren. Als langjähriger Vorsitzender der MEGA[2] und Hypnotherapie-Lehrtrainer kenne ich Brainspotting aus der Warte eines nicht ausschließlich mit dieser Methode identifizierten Anwenders und habe mir einen kritischen Blick darauf bewahrt. Bei aller Begeisterung für Brainspotting sind mir manche Inhalte noch nicht klar genug ausformuliert. Somit schreibe ich diese Einführung nicht nur für Einsteiger:innen und als »Jubiläumsgeschenk« für die Methode, sondern auch für die Kritiker:innen und mich selbst.

Ich habe mich bemüht, stark am Wortlaut von David Grand zu bleiben, der selbst immer wieder betont, dass Brainspotting nach wie vor eine Entwicklung durchmacht. Da kann es schon vorkommen, dass Ihnen bei manchen Passagen »Unebenheiten« auffallen. Insofern ist dieses Buch vielleicht nicht die klassische »Einführung«, die Sie erwartet haben. Umso mehr denke ich, dass Sie einen Blick auf Brainspotting erhalten werden, der über eine reine Einführung hinausgeht.

In Kapitel 1 erfahren Sie etwas über die Person von David Grand und die Entdeckung von Brainspotting.

Kapitel 2 möchte die Einordnung in die Traumatherapielandschaft ermöglichen.

---

2 Milton Erickson Gesellschaft Austria (www.hypno-mega.at).

Dann musste ich eine schwierige Entscheidung treffen: Soll ich Sie gleich mit der Methode und dem Vorgehen vertraut machen oder zuerst die Philosophie von Brainspotting anhand des therapeutischen Rahmens vorstellen? Ich habe mich für Letzteres entschieden, weil die Philosophie für die Methode zentral ist. Dies ist ungewöhnlich für eine traumatherapeutische Methode. Dem Akt der Beobachtung wird im Brainspotting ein entscheidender Beitrag zu einer gelingenden Beziehungsgestaltung und Rahmung des therapeutischen Prozesses eingeräumt. Achtsames Beobachten ist ein zentrales Therapietool und soll dementsprechend in Kapitel 3 in den Vordergrund gerückt werden. Außerdem werden wichtige Begriffe erläutert, die später für die Umsetzung der Methode zentral sind.

In Kapitel 4 lernen Sie dann ein weiteres Herzstück der Methode kennen. Es geht darum, wie Brainspotting die Augen nutzt, um Zugang zu den sog. »tiefen« Ebenen des Gehirns zu bekommen.

Wie ein Brainspotting-Prozess praktisch umgesetzt wird, erfahren Sie dann in Kapitel 5.

In Kapitel 6 wird Brainspotting dann auf den Prüfstand gestellt, wenn es um Fragen zur Wirksamkeit, den Indikationen und Kontraindikationen sowie Nebenwirkungen geht. Ein allgemeiner Vergleich mit Methoden der Traumatherapie rundet das Kapitel ab und zeigt, warum Brainspotting in der Tat ein wenig »eigenwillig« daherkommt, es aber auf jeden Fall wert ist, sich in der einen oder anderen Form damit zu beschäftigen.

In Kapitel 7 möchte ich Sie mit einigen abschließenden Bemerkungen verabschieden.

Ein großes Dankeschön für die Unterstützung möchte ich an dieser Stelle an das Team des Carl-Auer Verlags sowie an Veronika Licher, Gerhard Wolfrum, Ursula Neubauer und Katharina Hager aussprechen.

Andreas Kollar
Wien, im Januar 2024

1 Zur Geschichte von Brainspotting

»Es lag nicht in meiner Entwicklungsgeschichte, es wie alle anderen zu machen. Ich musste es auf meine eigene Art und Weise machen.«

David Grand (2022a)[3]

Dieses Zitat erklärt möglicherweise, warum Brainspotting einerseits fasziniert und neu bzw. kreativ wirkt, andererseits jedoch verwirrt und bei manchen Ablehnung auslöst. Im weiteren Verlauf sollen daher die Person David Grand vorgestellt und die Entdeckung von Brainspotting kurz skizziert werden, um den Entstehungskontext verstehen zu können.

1.1 *David Grand, Ph. D.*

David Grand, der Entwickler von Brainspotting, ist Sozialarbeiter, Psychoanalytiker und Gründer des »Brainspotting Institute«[4], das Ausbildungen und Zertifizierungen anbietet.[5] Heute ist er weltweit als Trainer und Ausbilder tätig. Er hält Vorträge, Fortbildungen und Workshops in vielen Ländern und ist ein gefragter Redner auf Konferenzen und Veranstaltungen. Was David Grand im Laufe seiner Entwicklung als Therapeut auszeichnete, ist seine bis heute ungebrochene Lust an der Entwicklung seiner eigenen Vorstellungen einer Therapie, in der es nicht darum geht einem vorgegebenen Protokoll zu folgen, »sondern den Klienten die bestmögliche Art eines Prozesses zu deren Heilung anzubieten« (Grand 2022d; Übers.: A. K.).

David Grand wurde 1952 in New York City geboren und wuchs in einem Vorort von Long Island auf. Er studierte zu-

3 Ca. Minute 16:20.

4 Das Institut wurde mittlerweile in »Brainspotting Trainings, LLC« umbenannt.

5 Verfügbar unter: www.brainspotting.com [10.7.2023].

nächst an der Yeshiva University School of Social Work, bevor er sich in den 1980er-Jahren als Psychoanalytiker ausbilden ließ. Bereits während dieser Ausbildung bemerkte er, dass er mit den durch das Verfahren auferlegten Begrenzungen und der starren Abstinenz nicht viel anfangen konnte. Er sah sich als interaktions- und beziehungsbezogenen Menschen, weshalb er sich nicht an das formale Prozedere der Psychoanalyse halten konnte und wollte und eine stark relationale Form der Behandlung anbot. Die Idee der gleichschwebenden Aufmerksamkeit und die Technik des freien Assoziierens haben ihn jedoch fasziniert und sind auch in einer angepassten Form beim Brainspotting übernommen worden (Grand 2022a).[6]

1993 kam David Grand mit EMDR (Eye Movement Desensitization and Reprocessing) nach Francine Shapiro[7] in Verbindung und trug dazu bei, die Methode bekannter zu machen. Auch sein erstes Buch, das wenige Tage vor den Anschlägen auf das World Trade Center erschien, handelt davon: *Emotional Healing at Warp Speed: The Power of EMDR* (Grand 2001). Er war aber auch beim EMDR nicht einverstanden mit den Begrenzungen durch das strikte Protokoll, das streng eingehalten werden sollte. Insofern begann er schon früh, neue Entwicklungen und Abwandlungen zu kreieren. Und auch beim EMDR fehlte ihm der Beziehungsaspekt. Wichtig für ihn war jedoch die Erweiterung seines Verständnisses der Phänomene Trauma und Dissoziation durch EMDR.

Ein paar Jahre später (1999) lernte er auf einem Kongress Peter Levine – und in einer Live-Demo mit ihm das »Somatic Experiencing (SE)®« – kennen und vertiefte sich in Levines Konzept. Zwei Dinge waren für ihn eine wertvolle Erweiterung seines therapeutischen Denkens und Handelns: der starke Einbezug des Körpers und die Wiederentdeckung der Langsamkeit. Es fanden sich rasch Niederschläge in seiner therapeutischen

6 Ca. Minute 13:50.

7 EMDR ist eine Methode der Psychotraumatherapie. Sie wurde von Francine Shapiro entwickelt und arbeitet mit bilateraler Stimulation über die Augen bzw. mittlerweile allgemein über die Sinne (Hofmann 2009).

Praxis. Er erweiterte sein EMDR-Konzept um die Arbeit mit einer Körperressource (Rost 2014) und entwickelte daraus eine Vorgehensweise, die er als »Natural Flow EMDR« bezeichnete.

All seine Erfahrungen und das Wissen aus seinen Ausbildungen führten ihn bald zu spannenden Beobachtungen und Interventionsversuchen, mit denen er »Brainspotting« entdecken, begründen und durch viele weitere Ergänzungen und Erkenntnisse zu einer anerkannten traumatherapeutischen Methode machen konnte. Mit der Beschreibung des »neuroexperienziellen Modells« (vgl. Abschn. 3.1) ermöglichte er neue Sichtweisen auf alte Begriffe und neue Erklärungen für beobachtete Vorgänge.

Auch dass er nach den Ereignissen des 9. September 2001 in New York vor allem mit stark belasteten, traumatisierten Überlebenden und Rettungskräften arbeitete und selbst in einen Burn-out rutschte, trug dazu bei, dass er seine Beobachtungsfähigkeit weiter schulte:

> »Ich lernte, sowohl bewusst als auch unbewusst die physischen Hinweise und Signale von Klienten so scharf zu beobachten, dass es manchmal fast schien, als wüsste ich bereits, was kommen würde, bevor es tatsächlich geschah. In diesem Zustand erhöhter Aufnahmebereitschaft entdeckte ich Brainspotting« (Grand 2017, S. 10).

Diese Fähigkeit, in der Arbeit mit Klient:innen einerseits derart wachsam und aufmerksam zu sein und gleichzeitig emotional intensiv in Beziehung mit der jeweiligen Person, ist übrigens etwas, das er später als Bedingung für eine vertrauensvolle, gemeinsame Arbeit bezeichnete. Es stellte eine wichtige Vorbedingung für die spätere Entwicklung von Brainspotting dar (Grand 2022a).[8]

8 Im YouTube-Interview (Minute 23:20) bezeichnet er die Ereignisse vom 9. September 2001 als einen neuroexperienziellen »Gamechanger« für seine Art zu arbeiten.

1.2 Die Entdeckung von Brainspotting

Die »offizielle« Entdeckung von Brainspotting kann man auf das Jahr 2003 datieren, als David Grand mit einer 16-jährigen Eiskunstläuferin namens Karen arbeitete. Obwohl ihr im Training alles gelang, konnte sie ihre Leistung bei Wettkämpfen nicht abrufen. Als eines ihrer Symptome beschrieb Grand, dass sie an Wettkampftagen schon beim Aufwärmen ihre Beine nicht spüren konnte (Grand 2017). Karen und ihr Sport waren nicht nur von ihrer Mutter massiv abgewertet worden, sondern sie musste auch mit Stürzen im Training und einer schweren Rückenverletzung fertigwerden. Zunächst arbeitete David Grand mit ihr mit Natural Flow EMDR – diese Vorgehensweise hatte sich bei Sportler:innen, die mit dem Versagen kämpften, wenn es um öffentliche Wettbewerbe ging, als wirksam erwiesen:

> »Mit langsamen, sanften Augenbewegungen und dem Bewusstsein, sich im Augenblick geerdet zu fühlen, war Karen in der Lage, die Traumata aus ihrer Kindheit und ihrer Zeit auf dem Eis in ihrem Nervensystem zu lösen« (Grand 2017, S. 23).

Auch wenn sie gute Fortschritte machte, beim dreifachen Rittberger bestand nach wie vor eine Leistungsblockade. Grand leitete sie dazu an, sich vor ihrem inneren Auge vorzustellen, wie sie diesen Sprung durchführte und wie sich ihr Körper dabei anfühlte, um dann den Moment einzufrieren, in dem sie aus dem Gleichgewicht kam. An der Stelle sollten ihre Augen David Grands Fingern folgen, die er langsam und zunächst unaufhörlich in ihrem Blickfeld hin- und herbewegte. Nach ungefähr einer Minute begannen ihre Augenlider an einer bestimmten Stelle zu flattern und ihr Blick erstarrte. Rund 10 Minuten sollten beide so – David Grand mit seiner Hand an dieser Stelle und Karens Augen fixiert darauf – verharren, während Bilder und Körperempfindungen Karen regelrecht überfluteten:

> »Karen arbeitete sich schnell durch die Erinnerungen […], erlebte die Geräusche und Bilder von Familienstreitigkeiten, Verletzungen und Krankheiten in der Kindheit und den Tod der Großmutter

> noch einmal, wobei alle diese Bilder aufflackerten, an ihr vorbeizogen und wieder zu verschwinden schienen« (Grand 2017, S. 24).

Danach gelang ihr der dreifache Rittberger und David Grand begann, auch bei anderen Klient:innen die Bewegung seiner Hand zu stoppen, wenn er auffällige Reaktionen in deren Augen oder andere Reflexe entdeckte. Ihm war sofort klar, dass er da »auf etwas« gestoßen war. Dennoch wollte er seine Entdeckung noch weiter untersuchen. Er achtete anschließend auch auf Signale wie ein Husten, ein starkes Schlucken oder ein tiefes Ein- oder Ausatmen und verstand all das als Hinweise, die anzeigten, dass tief im Gehirn Traumata gespeichert waren: »Ich spürte, dass das Reflexsystem der Klienten mich an Schlüsselpunkten in ihrem Gesichtsfeld auf etwas Bestimmtes hinwies« (Grand 2017, S. 27).

Grand betont aber, dass die Entdeckung von Brainspotting durch die Erfahrungen vor besagtem Tag und dann in weiterer Folge aus einer Vielzahl von Experimenten in Sitzungen mit Klient:innen, vor allem mit Therapeut:innen, entstanden ist, die bei ihm in Behandlung waren. Über viele Wochen und Monate hinweg haben dann Therapeut:innen ihre Erfahrungen mit diesem neuen Vorgehen gemacht und Grand geholfen, zu verstehen, was er da entdeckt hatte (Grand 2017).

2 Was ist Brainspotting?

»Brainspotting is: don't worry, be happy.«
David Grand (2022c)[9]

Egal, ob es Fachartikel oder Fachbücher sind, immer wieder findet man Formulierungen wie »das seltsam anmutende Verfahren« oder »die eigenartige Vorgehensweise«, wenn von Brainspotting die Rede ist. Hat man noch keinerlei Berührung gehabt mit einem Brainspotting-Prozess, so kann es tatsächlich merkwürdig erscheinen, wenn in einer Sitzung Patient:innen oder Klient:innen für eine lange Zeit auf einen Punkt schauen und sowohl sie als auch die Behandler:innen dabei zum großen Teil still sind. Was hierdurch möglich wird, sind Selbstregulationsprozesse, um eine blockierende Überaktivierung im Gehirn zu lösen, die die angemessene Verarbeitung von Emotionen und Erinnerungen bisher be- oder verhindert hat.

Die Augen-Scanner-Metapher (Grand 2017):
»Brainspotting nutzt dabei die Augen als eine Art Scanner der inneren Welt.«

Folgendes Fallbeispiel beschreibt eine meiner frühesten Erfahrungen, wo mir zum ersten Mal die Art und Weise, wie Menschen während des Erzählens bestimmte Punkte fokussieren, aufgefallen ist.

Fallbeispiel: Der Todestag der Großmutter
In einer der ersten Sitzungen mit einer jungen Klientin erklärte mir diese sofort beim Hereinkommen, dass sie heute nicht mit

9 Zwischen Minute 04:00 und 08:00.

mir arbeiten könne. Sie erzählte, dass genau an diesem Tag vor zwei Jahren ihre Großmutter gestorben sei, und jetzt müsse sie andauernd an sie denken und weinen. Sie könne gar nicht mehr aufhören zu weinen.

Während sie mit mir sprach und das erzählte, starrte sie unentwegt an genau einen Punkt auf der Mauer. Meine Zwickmühle als Therapeut habe ich dann transparent kommuniziert: Ich nähme wahr, dass sie den Verlust der Großmutter offensichtlich als sehr schmerzhaft erlebe, und gleichzeitig glaubte ich, dass sie einen neuen Umgang damit finden könnte. Der Verlust wäre dann zwar sicherlich noch immer belastend, aber sie könnte die schönen Momente mit ihrer Oma vielleicht besser in sich tragen und sich dankbar daran erinnern. Ich lud sie dann nach einigen Erklärungen zu einem Versuch ein, nämlich, ihre Geschichte mit der Großmutter noch einmal zu erzählen, dabei sollte sie aber auf einen Punkt auf der gegenüberliegenden Seite des Raumes schauen. Zu ihrem großen Erstaunen konnte sie so, ohne zu weinen, über ihre Oma und ihre Beziehung zu ihr reden. Wenn sie hingegen zum ersten Punkt zurückschaute, konnte sie das Weinen wieder nicht zurückhalten. Jeder Wechsel zeigte das Gleiche.

Kommen wir hier also wieder zum Kern von Brainspotting, der besagt: »Wohin wir schauen, beeinflusst wie wir uns fühlen«. Im Folgenden sollen die Elemente, die dafür im Brainspotting relevant sind, vorgestellt werden, d.h., hier geht es um die Einführung in die Theorie und den Wirkmechanismus. Wichtige Begrifflichkeiten und Konzepte im Brainspotting finden Sie dann in Kapitel 3 näher erläutert.

2.1 Brainspotting als Methode der Traumakonfrontation und -integration

Brainspotting ist, wie aus der Herleitung aus dem EMDR heraus gefolgert werden kann, ursprünglich als traumatherapeutische Methode entwickelt worden. Man kann sie in die Reihe der sogenannten »Konfrontationsmethoden« einreihen, bei denen man sich aktiv mit den belastenden Inhalten von traumatischen Erlebnissen beschäftigt. Der Vorgehensweise im Brainspotting liegt ein Traumamodell zugrunde, das die Genese unerwünschter Erlebens- und Verhaltensweisen erklären soll. Aus neurobiologischer Sicht – die für Brainspotting sehr relevant ist – spricht man von einer Traumatisierungserfahrung, wenn das Stressverarbeitungssystem massiv überfordert ist und weder ein Bewältigen noch Integrieren möglich ist, die Homöostase der Systeme durch die Selbstregulationskräfte nicht wiederhergestellt werden kann und man derart überschwemmt von Stresshormonen ist, dass keine Beruhigung möglich ist (Wolfrum 2020). David Grand sagt:

> »Brainspotting steht auf dem Standpunkt, dass sich das Unvermögen, reflexartig von Dysregulation zu Regulation zu gelangen, bei subkortikalen dissoziativen Barrieren findet, die im Zuge anhaltender Entwicklungstraumen entstehen, die sich durch wiederholte, akkumulierte Traumen im Erwachsenenalter weiter verfestigen – Retraumatisierungen, die ein Echo der ursprünglichen präverbalen, intrauterinen und generationalen Traumen sind. Brainspotting ist unmittelbar trauma- und dissoziationsinformiert, entsprechend auf die Substrate aller symptom- und verhaltensbezogenen Manifestationen abgestimmt« (Grand 2021; Übers.: A. K.).

In Bezug auf die Genese traumabedingter Dissoziationsprozesse sagt Grand (2022d)[10], dass Dissoziation für ihn ein Überlebensreflex sei, der schon in utero angelegt ist. Von Geburt an formen sich dissoziative Netzwerke als Antwort auf traumatische Erfahrungen. Doch je älter ein Individuum wird, umso mehr verliert dieses System seine Adaptivität, was dazu führt, dass zunehmend höher strukturierte Abwehrmechanismen entstehen. Das bedeutet jedoch nicht, dass die einmal gebildeten dissoziativen Netzwerke einfach verschwinden würden. Sie bleiben im Grunde genommen genau so, wie sie gebildet wurden, und blockieren dann den Übergang von der Dysregulation zur Regulation des beanspruchten Nervensystems.

10 Sowohl das Zitat als auch die weiteren Ausführungen starten ca. ab Minute 26:00.

Heutzutage geraten frühkindliche Traumaerfahrungen und ihre Auswirkungen auf die Gehirnentwicklung mehr und mehr in den Fokus der Forschung und der therapeutischen Arbeit. Sogar epigenetische Zugänge, die nahelegen, dass auch Erfahrungen früherer Generationen molekular-biologisch gespeichert sind, werden ins Blickfeld gehoben und es gibt erste Wirksamkeitsnachweise, dass sie veränderbar sind (vgl. Spork 2017 und Roth, Heinz u. Walter 2020).

Aus meiner Sicht völlig zu Recht unterstreicht daher Gerhard Wolfrum (2020) die Relevanz von Brainspotting auch in diesem immer stärker beachteten Feld; ebenso wie bei Schmerzen, für die medizinisch keine Ursache gefunden werden kann. An dieser Stelle sei jedoch schon erwähnt, dass es im Brainspotting nicht um die Einteilung und Beurteilung von unterschiedlichen »Traumakategorien« geht, weil diese behandlungstechnisch durch die starke Beziehungsorientierung ohnehin keinen großen Unterschied ergebe und aufgrund des sog. Unsicherheitsprinzips im Brainspotting auch diagnostisch gar nicht dingfest gemacht werden könne (Grand 2022a).[11]

2.2 Brainspotting als gehirn- und körperbasierte Bottom-up-Methode

David Grand fand in bisherigen Bezeichnungen, Definitionen und Begrifflichkeiten aus der Psychologie oder Psychotherapie wenig, was dem entsprach, was er in Brainspotting-Prozessen erlebte, oder wo er Brainspotting-Phänomene und -Prinzipien wie das »Unsicherheitsprinzip« oder »fokussierte Achtsamkeit« in ein therapeutisches Gesamtkonzept hätte einordnen können. Die Sichtweise, wie sie von der Psychologie über Jahre vertreten wurde, sei in erster Linie top-down – also durch höhere mentale Prozesse bzw. durch Konzepte gesteuert (2022b).[12] Er kam dann zu der Überzeugung, dass das für die Forschung durchaus sinnvoll sei, aber dem therapeutischen Zugang zu Problemen

11 Ca. Minute 36:00.
12 Ab ca. Minute 02:00.

von Menschen nicht gerecht werde. Top-down-Prozesse, die als Konzepte auf Vorwissen aufbauen, sind für Grand Sekundärphänomene, die auf die menschliche, sinnlich und körperlich erlebbare Wahrnehmung draufgesetzt werden. Ohne die ständigen Zuströme aus den unteren Hirngebieten hätte der Neokortex aus sich heraus nichts zu verarbeiten und keine Grundlage für seine Konstruktionen. Wolfrum (2020, S. 11) führt in seinem Lehrbuch aus, dass sich hinter einem Symptom oft ein unerledigtes Bedürfnis versteckt, das im Brainspotting gewissermaßen entschlüsselt werden kann:

> »Somatische Reaktionen machen darauf aufmerksam, dass etwas unerledigt geblieben ist, dass Handlungs- und Neuregulationsbedarf besteht. [...] Der Körper vergisst nicht, wenn etwas zu viel war.«

Brainspotting fokussiert daher in erster Linie auf den Körper bzw. die Körperempfindungen, um auf diese Weise alte Erfahrungen zu aktivieren (sozusagen bottom-up). Insofern versteht sich Brainspotting als »Bottom-up-Methode«. Da bei einem traumatischen Erlebnis Kortex, limbisches System und das Stammhirn beteiligt sind, kann nach Wolfrum nur so auch die tiefste Ebene des Erlebten angesprochen und erreicht werden. Würde man nur oder vorrangig auf die Kognitionen fokussieren, könnte das Verarbeitungsprozesse sogar blockieren, weil dabei nur der Neokortex aktiviert wird, der aber keine Verbindung zu tieferen Affektregulationszentren hat (vgl. Wolfrum 2020). Erreicht werden soll aber ja ein Zustand, in dem die interne Selbstregulation des Organismus positiv beeinflusst werden kann. David Grand bezeichnet Brainspotting auch als brain-body-based, also als gehirnbasierte und körperorientierte Therapieform, und grenzt sie damit von rein beziehungsorientiertem (Gesprächspsychotherapie) oder stark technischem Vorgehen (EMDR) ab.[13] David Grand meint, wenn er vom Gehirn spricht, immer auch den ganzen Körper mit, weil er beide als Einheit im Nervensystem ver-

13 Hofmann (2009) erwähnt ganz klar, dass ein rein »technischer« Einsatz von EMDR »allermeist, aber bei den chronisch traumatisierten Patienten auf jeden Fall«, zu kurz greife und Therapeut:innen ihr Vorgehen anpassen müssten.

steht.[14] Er hält es für unabdingbar, den Körper und das Gehirn in die therapeutische Arbeit miteinzubeziehen. Seine Hypothese:

> »Die Ergebnisse von Brainspotting, die ich beobachtet habe, haben mich zu der Überzeugung gebracht, dass Brainspotting das Gehirn verändert, indem es Einfluss auf seine Neuroplastizität nimmt und vielleicht auch zur Neurogenese beiträgt, zum Wachstum neuer Gehirnzellen. Meine Hypothese ist, dass das Gesichtsfeld ein Spiegel der Prozesse ist, die im Gehirn stattfinden und im Körper erlebt werden« (Grand 2017, S. 125–126).

Daher könne man sich das Gesichtsfeld zunutze machen, um neuronale Prozesse zu adressieren und zu beeinflussen. Indem man einen Brainspot im Gesichtsfeld identifiziere, richte sich die Scantätigkeit des Gehirns auf das Gehirn selbst, um eine Art Selbstreparatur durchzuführen (vgl. Grand 2017). Diese Art von Verarbeitung passiert in einem Zustand, den er »fokussierte Aktivierung« nennt. Das Gehirn ist dafür zuständig, unser Überleben zu sichern, und ist »vor allem in den tieferen Zentren des Stammhirns in jeder Sekunde damit beschäftigt, interne Regulationsprozesse vorzunehmen« (Wolfrum 2017, S. 25). Dies macht man sich im Brainspotting gezielt zunutze und unterstützt durch das Vorgehen diese natürliche Regulationsfähigkeit des Gehirns bei der Traumaverarbeitung.

Selbiges gilt nicht nur für die Verarbeitung von Traumaerfahrungen. Auch Symptome, wie etwa Panikattacken, die nicht primär mit traumatischen Erfahrungen in Verbindung gebracht werden, treten dann auf, »wenn das Gehirn nicht in der Lage ist, ein Problem ausreichend zu lösen«[15], wobei traumatische

---

14 »Was im Gehirn ist, das ist auch im Körper, und was im Körper ist, das ist auch im Gehirn« (Grand 2017, S. 124).

15 Dieses Symptomentstehungs-Modell erinnert stark an die Vorstellungen der Hypnotherapie vom bewussten Ich, das mit dem unbewussten Es im Konflikt steht. »Zwar kann die kortikale Struktur des Gehirns, also das bewusste, denkende Gehirn, durch die tieferen Gehirnprozesse irritiert werden, die es beobachtet, aber es kann auch dazu angeleitet werden, sie zu verstehen« (Grand 2017, S. 130). In dieselbe Richtung geht die Metapher, dass man bei Prozessen, die das Gehirn betreffen, in einer Situation ist, wie wenn man auf die Oberfläche des Ozeans schaut und denkt, man sähe alles, aber unter der Oberfläche, wo man nicht hinsehen kann, liegt der größte Teil des riesigen Ozeans, und Klient:innen müssen lernen, dass dort andere Regeln gelten (Grand 2017, S. 31).

Hintergründe als Ursache für diese Blockaden bei der Problemlösung gesehen werden (Grand 2017, S. 128). Brainspotting verabschiedet sich damit vom Top-down-Prinzip, auf das Selbst zu schauen, wie David Grand es in der Psychoanalyse und beim Arbeiten mit Diagnosen gelernt hatte, und verschreibt sich – wie oben erwähnt – vielmehr einem Bottom-up-Prinzip. D.h., für Grand (2021) ist der Ort, an dem Information bzw. Erfahrung wirklich beginnt, der Körper bzw. genauer das subkortikale Nervensystem, von dem sie zum Bewusstsein aufsteigt, »das zwischen dem limbischen System und dem Neokortex liegt« (Grand 2021; Übers.: A. K.). Grand geht davon aus, dass der Neokortex, in dem Denken, Sprache, Konzeptualisierung, Planung und Analyse zu Hause sind, ständig vom Körper und den tiefen Ebenen des Gehirns aus dem Stamm- und Mittelhirn mit Sinneseindrücken gefüttert wird:

> »Der Neokortex hat an und für sich nichts zu tun, und das, was wir Wissen über Information nennen, kommt aus dem Erfahrungswissen. Es wird vom Erfahrungsgedächtnis gespeist und geschieht so schnell und permanent, dass wir es nicht bemerken können« (Grand 2021; Übers.: A. K.).

Der Neokortex braucht die Sinneswahrnehmungen, bevor er später in der Lage ist, etwas zu benennen, ganz nach dem Motto: »Es ist, was es ist, lange bevor es ist, was es bedeutet.« Diese Sichtweise hat zum »neuroexperienziellen Modell« von Grand geführt, welches im nächsten Kapitel beschrieben wird. Es ist als Bezugspunkt für das Beobachten zentral für die Vorgehensweise im Brainspotting, weshalb es noch vor der eigentlichen Methode vorgestellt werden soll.

Ein Fallbeispiel soll jedoch zunächst einen Eindruck von der Arbeit mit Brainspotting geben.

Fallbeispiel: Wenn die Prüfungsangst nicht nur mit Prüfungen zu tun hat

Der junge Klient, der zu mir kam, wollte unsere gemeinsame Arbeit dafür nutzen, seine Prüfungsangst in den Griff zu bekommen. Die Verteidigung seiner Masterarbeit und somit sein Studienabschluss standen an, und er war verunsichert, weil er bei einem der Prüfer schon eine Prüfung verbockt und es »zwischen den beiden nicht so gut gepasst hatte«. Wir arbeiteten mit Brainspotting, und während der Phase des Prozessierens, wenn man auf einen Punkt, den lokalisierten Brainspot, schaut, und wahrnimmt, was dabei auftaucht, neigte er ganz langsam den Kopf und berichtete von eigenartigen Empfindungen in der Hand und in der Schulter. Er sagte, dass er das Gefühl habe, gerade genauso ausgerichtet zu sein, wie es in der damaligen Prüfungssituation war. Er ließ einfach auftauchen, was kam, und konnte eine relative Beruhigung in seinem Organismus feststellen. Aber irgendwas sei noch in seiner Schulter, meinte er. Ich ermutigte ihn, dem zu folgen und, wenn er möchte, die Hand ein bisschen zu heben. Seine Augen blieben dabei immer auf den Punkt gerichtet. Bei einem bestimmten Winkel, den er mit der Bewegung der Hand erreichte, erinnerte er sich plötzlich an eine Situation aus dem Sport, wo er beim Handball niedergerissen worden war. Wir blieben nun bei diesem Thema und er verarbeitete dieses Erlebnis, während seine Blickorientierung die ganze Zeit über dieselbe blieb. Er empfand sogar eine tiefere Beruhigung. Jedenfalls bestand er anschließend seine Prüfung. Ob diese beiden Problemnetzwerke an seinem Problemerleben beteiligt waren? Wer weiß. Spannend war es jedoch auf alle Fälle, dass es für eine tiefe Beruhigung hilfreich war, auch das zweite Erlebnis zu prozessieren.

3 Der therapeutische Rahmen im Brainspotting

»Brainspotting ist eine Beobachtungswissenschaft.«[16]

David Grand (2013; Übers.: A. K.)

Brainspotting ist – wie bereits implizit angeklungen sein dürfte – keine psychotherapeutische Schule, sondern eine Methode. Genauer gesagt eine Traumatherapiemethode. Psychotherapeutische Schulen sind – im Gegensatz zu therapeutischen Methoden – auf philosophischen Positionen aufgebaut, die z.B. auch festlegen, welches Bild vom Menschen und der Welt für den Ansatz kennzeichnend ist. Psychotherapeutische Verfahren bestehen immer aus Erklärungshypothesen und daraus abgeleiteten Handlungen. Die Erklärungshypothesen umfassen die beobachteten und beobachtbaren Phänomene und wie Wirkungen im beobachteten Bereich erklärt werden. Aus den Erklärungen werden dann Handlungen – in diesem Fall therapeutische Handlungen – abgeleitet. Hier kommen das Menschen- und Weltbild enorm zum Tragen. Allen Hypothesen liegt somit immer eine Form der Erkenntnistheorie zugrunde, die festlegt, was Menschen tatsächlich erkennen und wissen können (vgl. Lieb 2009).[17] Phänomenologische Ansätze (Tiefenpsychologie, Humanismus) verfolgen eine andere »Erklärungs-Logik« als z.B. systemisch-konstruktivistische. Es wird ein Rahmen hergestellt, über den der Bezug zur Welt und zur individuellen Welt der Klient:innen hergestellt wird. Methoden bestehen zwar auch aus Erklärungs- und Handlungshypothesen, das Menschen- und Weltbild wird jedoch meist nicht explizit behandelt. Brainspotting basiert im

16 Im Orig.: »Brainspotting is an observational science« (Grand 2013, Kap. 3).

17 Dieses Buch, liebe Leser:innen, kann ich Ihnen nur ans Herz legen. Es spielt m.E. keine Rolle, ob Sie Verhaltenstherapeut:in oder Systemiker:in sind oder etwas anderes machen. Das Buch zeigt im ersten Kapitel sehr schön, woraus Therapieschulen gemacht sind und wie sie durch ihre Konstrukte Therapiewirklichkeiten erzeugen.

Unterschied zu anderen Traumatherapiemethoden auf vielen Prämissen, die explizit eine Erkenntnistheorie und damit eine grundlegende Philosophie nahelegen.

Grand spricht davon, dass Brainspotting ein phänomenologischer Ansatz sei (Grand 2019a). Das bedeutet, dass der subjektiven Wahrnehmung eine große Bedeutung eingeräumt wird. Das ist meines Erachtens ein großer Unterschied zu anderen Methoden, bei denen das dahinter liegende Menschen- und Weltbild nicht explizit thematisiert wird. Ich glaube, dass das auch ein Grund für die eine oder andere Verwirrung um Brainspotting ist. Die Philosophie dahinter ist hier mindestens so wichtig wie die Methode selbst, während sonst die Methode im Vordergrund steht. Aus diesem Grunde möchte ich mit der Ebene der Beobachtung beginnen und gehe dann erst zum therapeutischen Rahmen über.

3.1 Das neuroexperienzielle Modell – die Ebene der Beobachtung

David Grands Probleme damit, von der Anamnese über die Diagnose zu einem Behandlungsplan zu kommen, begründet er auf der neurobiologischen Erkenntnis, dass das Nervensystem aus mehr als 1 Billion Neuronenverbindungen besteht (Grand a. Grixti 2019): Weil das menschliche Nervensystem damit unendlich komplex ist und man nie genau weiß und auch nicht wissen kann, was im Inneren eines Menschen vorgeht, erhebt Brainspotting nicht den Anspruch darauf, etwas exakt zu wissen, zu verstehen oder etwas Bestimmtes bewirken zu können. Vielmehr betont David Grand mit dem Einführen des *Unsicherheitsprinzips* die Offenheit der Vorgehensweise im Brainspotting. Er lehnt sich dabei an einen Begriff aus der Physik an und weist auf die Arbeiten von Werner Heisenberg hin: »Im Bereich der Physik bedeutet die Unschärferelation, dass, je präziser eine Eigenschaft gemessen wird, desto weniger präzise die andere kontrolliert oder bestimmt werden kann oder bekannt sein kann« (Grand 2017, S. 46). Das sokratische »Ich weiß, dass ich nichts weiß« fließt hier in die Arbeit von Brainspotting ein, wird aber in erster Linie als Unsicherheit der Erkenntnismöglichkeiten infolge der neurobiologischen Komplexität begründet und nicht in der ursprünglichen Form der Heisenbergschen Unschärferelation verwendet.

Diese erkenntnistheoretische und philosophische Position stellt für viele Therapeut:innen – v. a. zu Beginn der Ausbildung – eine große Herausforderung dar. Sie können, dieser Prämisse folgend, zu keinem Zeitpunkt wissen[18], was im therapeutischen Prozess oder der einzelnen Sitzung passieren wird. Genau das soll auch so sein, vielmehr geht es darum, sich überraschen zu lassen, wohin der Prozess geht. Das Vorgehen beim Brainspotting ist dennoch alles andere als beliebig.

Die Schlussfolgerung aus dem bisher Gesagten und die sich entwickelnde Grundlage für das neuroexperienzielle Modell im Brainspotting ist das Konzept des *Rahmens*:[19] »Angesichts der Unsicherheit, in der Therapie immer stattfindet, ist alles, was wir haben, der Rahmen« (Grand 2022a; Übers.: A. K.).[20]

Auf die Frage, was denn ein Rahmen sei, antwortet Grand zugegebenermaßen unbefriedigend: »Was der Rahmen ist, ist im Grunde undefinierbar. Und von da aus bewegen wir uns weiter« (Grand 2022d). Die wörtliche Bedeutung bringe unser inneres Bild seiner Meinung nach in die Richtung eines Gemäldes, das von einem materiellen Rahmen gehalten und definiert ist (Grand 2022d).[21] Grand geht es jedoch mehr darum, was ein Rahmen funktionell macht:

Beschreibung des Rahmen-Konzepts

Der Rahmen schafft Raum für das, was innerhalb des Rahmens Platz bekommen soll. Und er öffnet damit den Raum für das fokussierte Prozessieren.

Das Konzept des Rahmens bzw. der Begriff *Rahmen* werden von Grand in vielfacher Art genutzt, was manchmal verwirrend sein

18 … im Sinne einer Prognose bzw. beim Aufstellen von Hypothesen.
19 Engl. *frame*.
20 Ca. Minute 6:30.
21 Ca. Minute 4:50.

kann. Grand benennt zum einen den *therapeutischen Rahmen,* den die Therapeutin bildet, welcher wiederum den Rahmen der Klient:in umfasst. Dieser Rahmen beinhaltet u. a. die Lebensgeschichte der Klient:innen, aber auch, was sie konkret in eine Therapie bringt. Und dann gibt es z. B. noch den *Beziehungsrahmen,* der sich auf den interaktionellen Austausch bezieht. »Ein Rahmen enthält im Grunde unendlich viele Rahmen« ist dazu eine passende Formulierung von Grand (Grand 2022c, 2022d; Übers.: A. K.). Die im nächsten Kapitel vorgestellten *Set-ups* im Brainspotting – die das konkrete Vorgehen näher beschreiben – dienen insofern im Grunde der gemeinsamen Entwicklung und Weiterentwicklung des therapeutischen Rahmens (Grand 2022c, 2022d).

Im Brainspotting zeigt sich die Anwendung dieses Konzepts – und damit auch der Unterschied zu anderen Traumatherapiemethoden – am deutlichsten schon in der völlig offenen Eingangsfrage: »Woran möchten Sie heute arbeiten?« Im Brainspotting kann auf eine Erhebung der Anamnese und Exploration, wie sie in vielen traumatherapeutischen Methoden Anwendung findet, verzichtet werden – ganz zu schweigen von einer traumaspezifischen testpsychologischen Diagnostik. Grand betont immer wieder, dass Brainspotting ein offenes Modell ist und in erster Linie Vorschläge macht. Jede Therapeutin kann also frei entscheiden, wie in die Brainspotting-Arbeit eingestiegen wird. Aber es gibt so etwas wie eine grundlegende Einstiegs-Idee:

Das diagnostische Prinzip im Brainspotting

»Das Thema ist, was die Klient:innen mitbringen.«

Dieses Thema muss weder definiert werden noch in irgendein Modell passen. Es muss auch nicht verbalisiert werden können. Es könnte eine Emotion sein, ein Körpergefühl oder nur etwas, von dem der Klient weiß, dass es nicht stimmig für ihn ist. Es wird als nicht notwendig angesehen, zu irgendwelchen Erinnerungen oder gar Traumaerinnerungen zu gehen. Es braucht nicht zwingend Bilder oder negative Kognitionen. Die Klient:innen bringen den Rahmen mit, der sich um ihr »Problem« herum gebildet hat, und die Therapeut:innen begegnen dem aus ihrem Rahmen heraus. Es handelt sich um ein sehr dynamisches Vorgehen, von dem David Grand sagt, dass es aufgrund der hologrammartigen Struktur des Gedächtnisses *quantum*[22] sei (Grand 2022d), d.h. nicht linear, und auch transgenerationale, vorsprachliche und andere Aspekte beinhalten kann (Grand 2023).[23]

Während die Unschärferelation bzw. das Unsicherheitsprinzip und der Begriff des Rahmens schon recht früh ihren Weg ins Brainspotting fanden, stellt »neuroexperienziell« eine neuere Begriffsschöpfung dar. David Grand präsentierte das sog. »neuroexperienzielle Modell« beim Brainspotting-Weltkongress in Denver im Juli 2021.

Erläuterung des »neuroexperienziellen Modells«

David Grand beantwortet die Frage, »was es ist«, in der mittlerweile bekannten Art damit, dass es für ihn eher darum geht, was es für Brainspotting-Praktiker:innen macht. Das neuroexperienzielle Modell soll leichter verstehbar machen, wovon Brainspotting ausgeht, und allen Praktiker:innen Benennungen und eine Sprache bieten für das, was sie erleben, was sie tun und wie sie Menschen begegnen.

Es stellt den Versuch dar, das, was bisher über das Unsicherheitsprinzip und das daraus abgeleitete Konzept des Rahmens gesagt wurde, in ein theoretisches Modell zu fassen, und ist sicher noch in einer frühen Entwicklungsphase.

Das Präfix »neuro-«[24] wird bei Grand sehr weit gefasst und meint nicht nur neurobiologische, neuronale oder neurophysiologische Vorgänge, wie es die westliche Medizin oder Psychologie tut, er orientiert sich auch an subkortikalen und somatischen Vorgängen (Grand 2021). Dazu gehören für ihn auch die »Heilweisen« des Menschen, wie sie kulturübergreifend und in der Menschheitsgeschichte weit zurückblickend angenommen wur-

22 Grand meint hier mit *quantum* in erster Linie »nicht linear«, wie aus dem Interview hervorgeht.
23 Um Minute 10:00 herum.
24 Griech. *neũron* = Nerv.

den. Um eine bessere Vorstellung davon zu bekommen: Grand spricht in einem Interview (Grand a. Grixti 2019)[25] davon, dass die Retina Teil des Zentralnervensystems ist und somit der erste Akt des Sehprozesses nicht visuell, sondern neurologischer Art ist:

> »›Neuro‹ meint das Nervensystem, die Neurobiologie, das Gehirn und den Körper, die primär unbewusst sind, für unser Bewusstsein unzugänglich. *›Experiential‹*, also ›empirisch‹ oder ›erfahrungsbezogen‹, deckt das ab, was in unserem bewussten Gewahrsein auftaucht und dort zu Hause ist« (Grand 2021; Übers. 2023: S. Autenrieth).

David Grand sagt in Bezug auf das »experienzielle« Element im Brainspotting weiter:

> »Meiner Beobachtung nach basiert es auf Sinneswahrnehmungen: Sehen, Hören, Ertasten, Riechen und Schmecken. Wichtig ist dabei zu beachten, dass das Gehirn den entsprechenden sensorischen Input erhält und eine Simulation davon erzeugt. Was sich also real anfühlt, ist eine in unserem Inneren geschaffene Realität« (Grand 2021; Übers. 2023: S. Autenrieth).

Die Sinne würden dann den Fokus der Aufmerksamkeit mehr auf das innere Erleben legen als auf die äußere Umwelt:

> »Hinzu kommt, dass unsere Sinne viel mehr auf unser inneres Umfeld oder unser Spürerleben (unseren *Felt Sense*) ausgerichtet sind, als dass unsere Empfindungen oder Wahrnehmungen der Welt außerhalb von uns gelten, unserem Umfeld« (Grand 2021; Übers. 2023: S. Autenrieth).

Emotionen sind für Grand die flüchtigen Gefühle zu uns selbst und anderen, unserer Vergangenheit, unserer Gegenwart und der Zukunft, die wir uns vorstellen. Sie wurzeln seiner Ansicht nach in etwas Uraltem. Es sind Angst, Wut, Liebe und Freude, die sich aus zentralen Lebenserfahrungen speisen. »Das Intuitive« bezeichnet Grand als Wissen, das »einfach da ist«, weil es auf unser instinktives, tierisches Erbe zurückgeht und uns Orientierung bietet. Die limbische Ebene würde sich dann über

25 Minute 2:50.

das Intuitive mit dem konzeptuell geprägten Wissen aus dem Neokortex verbinden. Der übernehme die Aufgabe zu schauen, welche Bedeutung er diesem »aufsteigenden neuronalen Strom« geben könne.

> »Im Rahmen dieses präzisen, rezeptiven Verarbeitungsprozesses spielt die neokortikale Ebene eine entscheidende Rolle im Hinblick auf die Entwicklung dessen, was wir erfahren« (Grand 2021; Übers. 2023: S. Autenrieth).

Deswegen wird im Brainspotting ein großer Teil der Bemühungen dafür verwendet, den Neokortex zu umgehen und sich nicht in der Sprache zu verlieren. Dennoch hat das Neokortikale im Hinblick auf den Erfahrungsaspekt von Brainspotting eindeutig seinen Platz – als Information, die vor oder nach dem Prozessieren gegeben wird:

> »Den Klienten gegebene Informationen sollen den Neokortex im Vorfeld *(Frontloading)* beim Antizipieren des gekennzeichneten Prozesses unterstützen und hinterher *(Backloading)* dabei, ihn Revue passieren zu lassen« (Grand 2021; Übers. 2023: S. Autenrieth).

Das neuroexperenzielle Modell ist im Hinblick auf die Diagnostik – wie oben bereits angeklungen – kein »Störungsmodell« (Grand 2022b), das genau definiert, welche Kriterien bei einer bestimmten Störung vorliegen müssen. Es betont vielmehr, was in der Entwicklung dazu geführt haben mag, dass sich bestimmte (als problematisch erlebte) Aspekte herausgebildet haben, und worauf sich Beobachtungen im therapeutischen Prozess beziehen sollen. Bindungsstörungen sind zum Beispiel im Sinne dieses Modells keine Störung, sondern durch eine chaotische, gefährliche Umwelt entstanden, in der keine stabile Beziehungserfahrung gemacht werden konnte (Grand 2022a[26]; Grand 2023[27]). Sogenannte Störungen sind somit ein Spiegel dessen, wo die Person gewesen ist und was ihr dort geholfen hat, zu überleben (Grand 2023).[28] Grand meint, dass Störungsbilder eher »Reaktionsmuster« genannt werden sollten (Grand 2022d).

---

26 Ca. Minute 39:00.
27 Um Minute 12:00 herum.
28 Ebenso um Minute 12:00 herum.

Als evolutionäres Modell basiert das neuroexperienzielle Modell Grands auf der Prämisse, dass sich alles ständig bewegt, verändert und weiterentwickelt und nichts jemals gleich bleibt. Grands Sicht steht damit diametral im Gegensatz zum diagnostischen Ansatz von Störungsmanualen wie dem DSM-5, wo es immer auch um die Stabilität von Aussagen und die Erstellung von Prognosen geht. Als evolutionäres Modell betont es außerdem, dass Menschen immer einen Ursprung haben. Unsere Gene lassen sich viele Generationen zurückverfolgen und halten umfangreiche Erfahrungen für uns bereit. Das bedeutet, dass einerseits Traumata generationenübergreifend weitergegeben werden, andererseits aber auch Stärken und Fertigkeiten. Und mit jeder Zeugung und Geburt eines Organismus beginnt ein neuer Zyklus, in dem ein Nervensystem Erfahrungen mit seiner jeweiligen ökologischen und sozialen Umgebung macht (Grand 2022b).[29]

David Grand betrachtet sein neuroexperienzielles Modell explizit nicht als psychologisches Modell. Die Psychologie habe sich seiner Meinung nach gegenüber anderen exakten Wissenschaften etablieren wollen und über den statistischen Blick nur noch einen eingeschränkten Fokus auf ein unendlich komplexes Nervensystem:

> »Je tiefer wir in das neuroexperienzielle Verarbeitungsmodell eintauchen, desto weniger erinnert es an Psychologie[30] und desto mehr wirkt es wie ein weniger westlich geprägter Ansatz, das Selbst wahrzunehmen über den Körper, seine Systeme und ein fließendes, dynamisches Gewahrsein seiner selbst« (Grand 2021; Übers. 2023: S. Autenrieth).

In Bezug auf die Forschung sagt Grand (2021):

---

29 Ab Minute 17:00.

30 Ich (A. K.) teile einerseits Grands Vorstellung, dass Brainspotting keine psychologische Methode ist. Dennoch ist Brainspotting aus meiner Sicht auch keine neurobiologische Methode, wie Grand es oft bezeichnet. Aus kommunikationstheoretischer Sicht ist jede Form von Therapie Kommunikation und findet in einem sozialen System als Kommunikation statt (Simon 2019). Brainspotting könnte von den Konzepten der Autopoiese (Maturana u. Varela 2009), dem Konstruktivismus und der Systemtheorie nach Luhmann (beide sehr gut zusammengefasst in: Simon 2020) in der Theoriebildung sehr profitieren.

»Wir sollten die Forschung auf der Grundlage der Überprüfung von Hypothesen nicht scheuen, sollten uns davon aber nicht einschränken lassen.

Die neuroexperienzielle Ebene lässt sich auch aus der Warte der Biologie, Neuroanatomie, Neuro-Ophthalmologie, der explorativen Forschung, der Neurowissenschaft des Bewusstseins, der östlichen Medizin und Praxis sowie dem Blickwinkel des Forschungsparadigmas indigener Kulturen untersuchen. Der neuroexperienzielle Rahmen ist expansiv, umfassend, dynamisch, einbeziehend, durchlässig, nie statisch, sich stets weiterentwickelnd« (Grand 2021; Übers. 2023: S. Autenrieth).

3.2 Der Set-up-Rahmen im Brainspotting – die Kommunikations- und Handlungsebene

Unterschiedliche Set-ups helfen bei der zweifachen Einstimmung

Für Grand waren das *Set-up* und der *Set-up-Prozess* ursprünglich grundlegend für den Brainspotting-Prozess.[31] Die einzelnen Brainspotting-Set-ups, die in Kapitel 4 und 5 genauer vorgestellt werden, beinhalten die Abfolge der einzelnen Prozessschritte, denen beim Brainspotting gefolgt wird. Es handelt sich jedoch nicht um eine Anleitung, die starr zu befolgen ist. Für Grand bedeutet dieses Vorgehen insofern eine Abkehr vom bisher bekannten Begriff des »Protokolls«, welchen er mit einem starren Abarbeiten der einzelnen Punkte verbindet. Bei der bisherigen Arbeitsweise würde ein wesentlicher Teil einer eingestimmten Beziehung verloren gehen (Grand 2022c).[32]

»Set-up« (Grand 2022d)

Ein Set-up stellt die einzelnen Schritte eines Brainspotting-Prozesses dar. Grand spricht mittlerweile von Set-up-Prozessen. Diese beziehen sich auf den therapeutischen Rahmen, der jedes Mal interaktiv für die Sitzung geschaffen wird.

31 Wenn nicht explizit zitiert oder Zeitangaben gemacht werden, ist davon auszugehen, dass in diesem Abschnitt Grand 2022c und 2022d zitiert werden.
32 Ab ca. Minute 1:30.

Die einzelnen Set-ups, von denen einige in diesem Buch beschrieben werden, sollen helfen, sich auf den aktuellen neuroexperienziellen Rahmen, den die Klient:innen als Thema mitbringen, einzustimmen (vgl. Grand 2022d).[33] Die einzelnen Schritte sind immer nur als Richtlinie zu sehen. Sie werden in Kapitel 5 ausführlicher behandelt.

Wenn vom Konzept des Rahmens bzw. des Rahmensetzens in der Brainspotting-Therapie geredet wird, wird sehr oft auch vom *zweifach eingestimmten Rahmen* (engl. *Dual-Attunement Frame*) gesprochen.

> **»Zweifach eingestimmter Rahmen«**
> Der zweifach eingestimmte Rahmen ist der Beziehungsrahmen, der von den Therapeut:innen gemeinsam mit den Klient:innen geschaffen wird. Er basiert auf einer sozialen und einer neurobiologischen Einstimmung auf die Klient:innen.

Zweifache Einstimmung bedeutet im Brainspotting, dass Therapeut:innen gleichzeitig v. a. zwei wichtige Aufgaben haben:

1) einerseits die Aufmerksamkeit auf Prozesse bzw. Hinweise zu richten, die von Augen, Körper und Gehirn der Klient:innen kommen, was als neurobiologische Einstimmung gesehen wird
2) und andererseits die Verbundenheit zwischen Klient:in und Therapeut:in zu stärken. Dies bezieht sich auf eine Art von Beziehung, auf eine Art von Eingestimmtsein, die auf gegenseitigem Respekt und Empathie basiert und es Klient:innen ermöglicht, sich sicher und unterstützt zu fühlen, während sie durch schwierige Emotionen und Erfahrungen navigieren. »Durch die fokussierte Achtsamkeit den Klienten gegenüber ist es erst möglich, den neurobiologischen Zugang zur blockierten oder dysregulierten Physiologie des Menschen zu bekommen« (Wolfrum 2017).

Geht man doch, wie bereits erwähnt, davon aus, dass Klient:innen ihre eigenen und einzigartigen Rahmen bereits in die erste Sitzung

33 Ca. Minute 7:45.

mitbringen (Grand 2022c, 2022d, 2023). Vor allem seit Grand das neuroexperienzielle Modell eingeführt hat, betont er noch stärker, dass sich dieser Rahmen in den Klient:innen entwickelt hat, lange bevor sie in eine Sitzung kommen. Dieser Rahmen, der um das sogenannte Problem herum geformt ist, kann von den Therapeut:innen »empfangen« und dann gemeinsam mit den Klient:innen gehalten und weiterentwickelt werden. Wobei dieses Halten kein passives Halten darstellt, weil der Rahmen sich während des Prozessierens in einer Sitzung von Sekunde zu Sekunde entwickelt und verändert (Grand 2022c, 2022d).

Je nach Ausgestaltung des Beziehungsrahmens kann bzw. muss die Therapeutin entscheiden, mit welchem Set-up am besten gearbeitet werden kann, um einen möglichst guten therapeutischen Rahmen zu gestalten, und auch, wie wenig an Intervention angemessen ist (Grand 2017). Durch das Reden über das Thema wird mit den Klient:innen interaktiv der Rahmen für die Sitzung gebildet, indem die Therapeutin ein Gefühl dafür bekommt, wie viel Aktivierung die Person vertragen kann. Anhand dieser Auswahl bestimmt die Therapeutin, ob eher mit einem engeren, »haltenden« Rahmen oder mit einem weiteren Rahmen gearbeitet wird. Bei einem haltenden Rahmen kann mehr verbale Interaktion sinnvoll sein, während ein weiterer Rahmen dem Verarbeitungsprozess selbst möglichst viel Raum bietet. Der Sinn dieses Prozesses besteht darin, eine »Rekonfiguration des neuroexperienziellen Selbst« (Grand 2022c)[34] der Klient:innen zu ermöglichen in Bezug auf das, womit auch immer sie zu kämpfen haben.

Durch die Arbeit mit den Augenpositionen entsteht dabei auch ein *neurobiologischer Rahmen*, der in allen Brainspotting-Set-ups wichtig ist. Weil man davon ausgeht, dass Verarbeitung stattfinden kann, wenn es so einen Rahmen gibt, also einen Prozess der fokussierten Achtsamkeit, hilft Brainspotting auf diese Weise, von innen heraus zu heilen. Es bietet dem Stressverarbeitungssystem einen Rahmen, um die Selbstorganisation des

34 Ca. Minute 25:70.

Gehirns anzuregen (vgl. Grand 2017; Wolfrum 2020). Nicht nur das Problem, sondern auch die Lösung sind im Gehirn und Nervensystem von Patient:innen vorhanden (Grand 2017, S. 95). Daraus ergibt sich, dass dann während des Prozessierens so wenig Interventionen wie möglich, aber so viele wie nötig stattfinden sollen (Grand 2023).[35] Der neurobiologische Rahmen wird durch die relevante Augenposition, den Brainspot, gebildet. Genaueres dazu folgt in Kapitel 4. Wir betrachten hier noch weiter die Beziehungsgestaltung.

Durch die zweifach eingestimmte Beziehung können sich Klient:innen sicher und gehalten fühlen, was die Voraussetzung ist, um sich gut auf innere Erfahrungen konzentrieren zu können. Therapeut:innen werden dabei Zeug:innen und gleichzeitig Beteiligte am stattfindenden Heilungsprozess. Dies ist ein wichtiger Schritt, weil Trauma für Grand einen Verlust an Verbindung im Innen und im Außen bedeutet (Grand 2022a).[36] Dabei gilt: »›Der Klient führt und der Therapeut folgt‹ – so lautet die unabänderliche Regel des Eingestimmtseins *(attunement)*« (Grand 2017, S. 85). Die Art des Zuhörens im Brainspotting ist deshalb eine, die versucht, auch quasi ans Gehirn des Gegenübers zu denken und dort Informationen zu ersehen und zu erfühlen. Sie erfordert viel Konzentration, Übung und etwas, das man »leeres Bewusstsein« nennen könnte (Grand 2017). Ich greife an dieser Stelle schon etwas vor und stelle das wichtigste Interventionsprinzip im Brainspotting vor.[37]

Interventionsprinzip 1: Brainspotting dient der Beziehungsgestaltung

Der Klient führt, der Therapeut folgt (Grand 2017).

Grand verwendet dabei die Metapher eines Kometen: Der Klient ist der Kometenkopf, in dessen Schweif der Therapeut folgt (vgl. Grand 2017, S. 85).

35 Ca. Minute 23:50.
36 Ca. Minute 33:40.
37 Weitere wichtige Interventionsprinzipien und was darunter zu verstehen ist, finden Sie in den Abschnitten 5.1 und 5.2.

Als wichtiges Instrument für die Beziehungsgestaltung gilt das Feedback der Klient:innen, das man an vielen Stellen des Prozesses einholen kann.

Bei dieser Gelegenheit möchte ich kurz eine Erinnerung einbringen, die mir seither als »mahnende Erinnerung« dient, wirklich in allen Situationen der Beziehungsgestaltung im Prozess Vorrang zu geben. Im Rahmen des Online-Projektes therapie.tv[38] durfte ich mehrere Sitzungen aufnehmen. Zwei Sitzungen fanden mit einer Klientin mit Prüfungsangst statt. Ich würde sagen, dass das zwei meiner »schlechtesten« Sitzungen waren, an die mich erinnern kann. Vor der Kamera und den anderen anwesenden Leuten im Raum habe ich es nicht geschafft, mich voll und ganz auf die Bedürfnisse der Klientin einzustimmen, und habe starr versucht, möglichst viel Raum für die Selbstorganisationsprozesse der Klientin zu ermöglichen, wobei ziemlich klar war, dass diese Klientin zu diesem Zeitpunkt mehr Interaktion und Struktur gebraucht hätte. Ein Kollege hat dann ebenfalls mit der Klientin gearbeitet und das eindeutig besser gelöst. Wir (das Team von therapie.tv und ich) haben uns dann entschieden, die Sitzungen online zu stellen, auch wenn ich mit dem Ergebnis alles andere als zufrieden war. Es war ein Muster-Beispiel dafür, wie Einstimmung und Auftragsklärung nicht ablaufen sollen.

Aktivierung, Felt Sense und der Brainspot – Worauf stimmt man sich auf der »Neuro-Ebene« ein?

Der Begriff »Aktivierung« bezieht sich auf die neurophysiologischen Prozesse, die dem »Problem« eines Patienten zugrunde liegen, wie sie bereits bei der Erläuterung des Rahmen-Begriffs erwähnt wurden. Es handelt sich dabei um Prozesse des vegetativen Nervensystems, wie z. B. die Veränderung der Herzfrequenz, des Blutdrucks, der Atemfrequenz etc.

38 Eine Plattform der Trenkle Organisation, auf der Therapeut:innen ihre Sitzungen mit echten Klient:innen dokumentieren und wo auch nur lizenzierte Therapeut:innen Zugriff auf das Streaming-Angebot haben. Mehr unter: www.therapie.tv.

»Aktivierung« (Grand 2021)
Die *Aktivierung* als neuroexperienzieller Begriff gibt laut Grand ganz neutral einen Aktivierungspegel im Nervensystem wieder; er begibt sich dabei bewusst nicht auf die Bedeutungsebene und hält sich von Konnotationen fern.

Es gibt nicht »zu viel« oder »nicht genug« Aktivierung für die Arbeit mit Brainspotting: Sie ist so, wie sie in der Wahrnehmung und im Erleben unseres Gegenübers sein sollte. Ist die Aktivierung gering und die Person wirkt stabil, können wir Impulse setzen, sich selbst zu aktivieren. Aktivierung stellt also die Grundlage dessen dar, was in anderen Konzepten als Störung oder Problem aufgefasst wird (Grand 2022c).[39]

> »Für mich ist die Aktivierung der Spiegel, der widerspiegelt, was wir in unserem Gehirn und unserem Körper fühlen, und der beim Brainspotting von entscheidender Bedeutung ist« (Grand 2017, S. 35).

Auch wenn es in der Arbeit mit Brainspotting nicht so wichtig ist, zwischen »zu viel« oder »zu wenig« Aktivierung zu unterscheiden, ist es in Bezug auf die Klient:innen durchaus wichtig, zu wissen, dass Probleme nicht nur durch zu viel Aktivierung *(hyperarousal)* entstehen, sondern auch durch zu wenig *(hypoarousal)* bzw. durch einen ständigen Wechsel zwischen beidem. Damit verbunden ist der Prozess der Dissoziation, das Abgeschnittensein von Emotionen und körperlichen Gefühlen (Grand 2017).

Im Zusammenhang mit dem Begriff Aktivierung spielt der *Felt Sense* eine wichtige Rolle; dieser Begriff wurde von Eugene Gendlin (2020) geprägt, der das »Focusing« entwickelt hat, ein psychotherapeutisches Verfahren, bei dem dem »gefühlten Sinn« eine große Bedeutung zukommt. Im Kontext von Brainspotting beschreibt Grand den Begriff folgendermaßen:

»Felt Sense« (Grand 2017, S. 207)
Der *Felt Sense* bezieht sich auf eine zunächst undefinierbare körperliche Empfindung oder Wahrnehmung, die mit einem bestimmten

39 Ab Minute 3:20 ff.

Thema verbunden ist. Er bezeichnet ein tiefes, körperliches Wissen, das oft schwer in Worte zu fassen ist, aber dennoch eine wichtige Rolle bei der Verarbeitung von Emotionen spielt.

In Verbindung mit der oben erwähnten Aktivierung, wenn jemand gerade ein Problem erlebt, spricht Grand auch von einem *Felt Sense of Dysregulation* (Grand 2022d).

> »Brainspotting-Therapeuten sehen die Körpererfahrung als eine Form von Gehirnscan, das heißt, wenn ein Mensch sich auf seinen Körper fokussiert, hat er auch Zugang zu seiner Gehirnaktivität und konzentriert sich darauf« (Grand 2017, S. 37).

Eine Möglichkeit, den Felt Sense etwas näher zu beschreiben, besteht darin, ihn als eine Art »körperlichen Spürsinn« zu betrachten. Es ist die Fähigkeit, bewusst auf die Empfindungen im Körper zu achten und ihnen Aufmerksamkeit zu schenken, um einen tieferen Einblick in sich selbst zu erhalten. Es geht darum, den Körper als Informationsquelle zu nutzen und auf die subtilen Signale und Empfindungen zu hören, die er mitteilt. Der Felt Sense kann sich auf verschiedene Arten zeigen, aber er tut es nicht in Form von Worten oder Gedanken, sondern durch ein körperliches Gefühl. Es bezeichnet ein Wissen, das im Körper vorhanden ist, das aber nicht durch Nachdenken greifbar wird:

> »Ein Felt Sense entsteht, wenn Sie Ihre Aufmerksamkeit auf das richten, was Sie im jeweiligen Jetzt spüren – in der Situation, in der Sie sich befinden, bei einem Thema, das Sie beschäftigt – ohne schon zu wissen, ohne schon sagen zu können, was dieses Gespür ist, was es bedeutet« (Wlitschko 2008).

Der sogenannte Brainspot ist der Punkt, über den man in Verbindung mit der Aktivierung und dem Felt Sense Zugang zu belastenden Themen im Inneren finden kann – oder anders gesagt, er bezeichnet die fokussierte Augenposition, die Blickorientierung, die in Zusammenhang mit belastungsrelevanten Gedächtnisinhalten und traumaassoziierten Netzwerken steht. Er wird auch als »relevante Augenposition« bezeichnet (Grand 2017).

»Brainspot« und »neurobiologischer Rahmen«

»Der Brainspot ist eine neurologische Ressource, die einen eingestimmten, fokussierten Zugangsanker zum Mittelhirn darstellt und in einer körperlichen Erfahrung begründet ist« (Grand 2019a, S. 39).

Brainspots können mit einem Aktivierungszustand, einem Ressourcenzustand und einem Expansionszustand gekoppelt werden und helfen, den neurobiologischen Rahmen zu formen (Wolfrum 2023a, S. 10).

Die relevante Augenposition wird genutzt, um die sogenannte innere Welt, die Gehirnnetze, nach relevanten Informationen abzusuchen. Man findet oder erkennt sie dadurch, dass eine (starke) Aktivierung empfunden wird, wenn man seinen Blick auf einen relevanten Punkt lenkt. So lässt sich auch der Begriff Brainspotting herleiten: *Brain* steht für dt. Gehirn, *spotting* für dt. erblicken (vgl. Wolfrum 2023a, S. 2):

> »Indem wir unseren Blick auf eine bestimmte äußere Stelle gerichtet halten, richten wir den Fokus des Gehirns auch auf jene innere Stelle, wo das Trauma gespeichert ist. So fördern wir die tiefgreifende Verarbeitung, die zur Lösung und Befreiung von Trauma führt« (Grand 2017, S. 13).

Im Alltag starrt jeder Mensch immer wieder auf etwas Bestimmtes, David Grand (2017, S. 83) meint:

> »Es kommt mir wie eine spontane Form des Scannens unserer inneren neuronalen Umwelt durch intuitives Scannen unseres Gesichtsfeldes vor. Durch unbewusste Mechanismen, die auf unser evolutionäres Erbe bis in die Tierwelt zurückzugehen scheinen, wissen wir, wohin wir schauen müssen, um das zu finden, was wir brauchen.«

Und weiter:

> »Die tiefe, gezielte Art und Weise, wie wir manchmal einige Minuten auf etwas starren, spiegelt klar wider, wie es uns hilft, Zugang zu etwas in unserem Innern zu erhalten und unseren Fokus darauf aufrechtzuerhalten« (Grand 2017, S. 83).

Im Brainspotting gibt es unterschiedliche Möglichkeiten, Zugang zu Brainspots zu finden; David Grand spricht von unterschiedlichen *Access Spots* – also »Zugangs-Spots« –, über die man Zutritt zu den korrespondierenden Gehirnarealen bekommt (vgl. Grand 2017). Mehr zum praktischen Vorgehen und Finden der Brainspots in Kapitel 4 und 5.

3.3 Was passiert innerhalb des zweifach eingestimmten Rahmens? – Das Prozessieren im Brainspotting

Aus meiner Sicht betonen mittlerweile viele Methoden, dass sie mit der Selbstregulierungskompetenz der Klient:innen arbeiten. Dieses Vorgehen wird oft als »Prozessieren« bezeichnet. Wie wird der Begriff im Brainspotting verwendet?

»Prozessieren«

Gemeint ist der »Prozess, in dem ein Klient Erfahrungen, Erinnerungen, Gedanken, Emotionen oder Körperempfindungen Schritt für Schritt innerlich (wieder)erlebt und beobachtet – mit dem Ziel, eine Änderung in der Wahrnehmung oder Einstellung zu erreichen. Bei Brainspotting erfolgt diese Verarbeitung in einem Zustand der fokussierten Aktivierung und wird daher als fokussierte Achtsamkeit bezeichnet« (Grand 2017, S. 210).

Im Brainspotting besteht dieses Prozessieren aus folgenden Elementen:

- fokussierte Achtsamkeit
- fokussierte Aktivierung
- Selbstregulation.

Während die Klientin in einem Brainspotting-Prozess mit den Augen auf dem lokalisierten Punkt bleibt, findet Verarbeitung statt – die Aufgabe für die Klientin währenddessen ist es, offen, neugierig und wertfrei zu beobachten und wahrzunehmen, was sich dabei tut. Dieser Prozess wird »fokussierte Achtsamkeit« genannt.

»Fokussierte Achtsamkeit« (vgl. Grand 2017, S. 207)

Diese spezifische Form der Achtsamkeit oder Verarbeitung wird beim Brainspotting genutzt und entsprechend genannt, weil sie bei dem Klienten eintritt, der sich in einem Zustand fokussierter Aktivierung befindet oder der in Hinsicht auf ein bestimmtes Problem oder eine bestimmte Erinnerung aktiviert wird.

Das Erreichen einer fokussierten Achtsamkeit erfordert eine gewisse innere Ruhe und Konzentration.[40] Sobald Klient:innen ihre Aufmerksamkeit auf den Brainspot gerichtet haben, können Therapeut:innen durch gezielte Fragen und Hinweise den emotionalen Prozess unterstützen, wobei in erster Linie das gezielte Nicht-Fragen bzw. Nicht-Intervenieren im Vordergrund steht. Hier gilt es, zwar so viel zu intervenieren, wie notwendig ist, aber auch so wenig einzugreifen wie möglich. Im Amerikanischen wird dies als Prinzip des »Jump in to get out« bezeichnet.[41] Dies kann z.B. so aussehen, wie im folgenden Fallbeispiel vorgestellt.

Fallbeispiel: Ein »klassischer« Prozess

Ich schildere eine Verarbeitungssequenz mit einer Klientin, die wegen einer Schlafstörung, Ängstlichkeit und beginnenden Schwierigkeiten und Vermeidungsverhalten beim Autofahren in eine Behandlung kam. Die Beschwerden waren bezeichnenderweise aufgetreten, nachdem ihr Hund beim Gassigehen von einem Auto übersehen und angefahren worden war. Klinisch würde man von einem Monotrauma sprechen. Der Hund hat zwar überlebt, musste aber einige Operationen über sich ergehen lassen.

40 In meinen Seminaren taucht immer wieder die Frage auf, ob es Sinn macht, den Zustand fokussierter Achtsamkeit als Trancezustand zu beschreiben. Es gibt dabei viele Gründe, die dafür oder dagegen sprechen. Zum einen tauchen während des Prozessierens aus meiner Sicht alle gängigen Trancephänomene wie Zeitverzerrungen, Analgesie usw. auf. Zum anderen gibt es sicher marketingtechnische Gründe, die für eine Abgrenzung vom Trancebegriff sprechen. So weist der Hypnotherapeut Burkhard Peter (persönliche Mitteilung in der Grundlagenausbildung Klinische Hypnose) darauf hin, dass in den letzten Jahrzehnten in Amerika Prozesse gegen Therapeut:innen, v.a. Hypnosetherapeut:innen, geführt wurden, weil es zu behandlungsinduzierten Traumaerlebnissen gekommen wäre, die so nicht stattgefunden hätten. Peter erwähnt außerdem in seinem Buch *Hypnotherapie* (Peter u. Revenstorf 2018), dass in einigen US-amerikanischen Staaten Zeug:innenaussagen nicht zugelassen sind, wenn sie unter Hypnose erhoben wurden. Das führte seiner Ansicht nach auch dazu, dass u.a. Francine Shapiro sich stark von Hypnose distanzierte, obwohl sie zunächst stark in der NLP- und Hypnoszene unterwegs war.

41 Sie finden es auch in Abschnitt 5.2 als Interventionsprinzip 9.

Die Klientin nach einer Pause im Anschluss an die erste Einführung in den Prozess und nach dem Lokalisieren einer relevanten Augenposition:

1) Ich sehe die Szene immer wieder vor meinen Augen. *(Pause)*
2) Es geht wahnsinnig schnell.
3) Ich hab das Auto selber nicht gesehen.
4) Und als Nächstes ...
5) Mir wird ganz übel und schwindlig. *(Pause)*
6) Mir wird heiß.
7) Milo *[Name des Hundes wurde geändert]* tut mir so leid. Er hat geschrien.
8) *Längere Stille.*
9) Jetzt wird es leichter. *(Die Klientin atmet deutlich auf.)*

An dieser Stelle frage ich, wo sie das im Körper merkt. (Es wäre an dieser Stelle wohl nicht notwendig gewesen, aber das war eine meiner ersten Brainspotting-Sitzungen.)

10) Im Bauch wird es leichter und mein Kopf wird leichter.

Dies ist natürlich nur ein kleiner Ausschnitt aus der ganzen Behandlungssitzung, in der die Klientin dieses Erlebnis immer wieder prozessierte. Es folgten noch ein paar Sequenzen, die sich um die Behandlungen drehten, die der Hund durchmachen musste.

Ich möchte mit diesem Fallbeispiel auf zwei Aspekte hinweisen: Zum einen zeigt sich das gesamte sensorische Spektrum der Wahrnehmung auf den Sinnesebenen und zum anderen ist es nicht notwendig, gezielt Fragen zu stellen, um die Situation »klarer« zu machen geschweige denn der Klientin eine Erleichterung zu ermöglichen.

Die fokussierte Achtsamkeit entsteht durch den »Zustand der fokussierten Aktivierung« (Grand 2017).

»Fokussierte Aktivierung« (vgl. Grand 2017, S. 207)

Der Zustand, der durch den Vorbereitungsprozess beim Brainspotting erreicht wird, wird als fokussierte Aktivierung bezeichnet. Er hilft Therapeut:in und Klient:in, den Brainspot zu lokalisieren, und ermöglicht fokussierte Achtsamkeit. Der Theorie von Grand zufolge führt eine Aktivierung der Emotionen und körperlichen Empfindungen, die um ein Problem oder eine Situation herum auftreten, zu einer stärker fokussierten Gehirnaktivität.

Dem folgend gibt es auch einen Zustand der fokussierten, zentrierten Aktivierung, wenn man mit einem Ressourcen-Zugang arbeitet (Grand 2022c).

Der Prozess der fokussierten Achtsamkeit im Zustand fokussierter Aktivierung schafft nach Grand (2022d)[42] die Grundlage einer Erfahrung, durch die das System beginnen kann, dissoziative Barrieren zu finden und den betroffenen Netzwerken Heilung zu bieten. Es erkennt, dass der Überlebensreflex im Jetzt nicht anspringen muss, weil das, was passiert ist, bereits vorbei ist.[43] Es geht dabei nicht um Sicherheit, weil diese nicht wirklich existiert, sondern um einen Weg, wie ein System von einem Zustand der Dysregulierung wieder in Regulierung kommen kann. Dabei betont Grand, dass es so etwas wie ein Monotrauma gar nicht gebe, das Leben sei einfach nicht so. Es könne zwar sein, dass jemand mit so einem Anliegen in die Praxis komme und mit ein paar Sitzungen in die Regulierung zurückfände. Zum großen Teil ginge es aber um Entwicklungsprobleme. Und insgesamt sei eher davon auszugehen, dass man es mit komplexen oder sehr komplexen Traumatisierungen zu tun habe. Grand betrachtet das, was Klient:innen sagen, als Spitze eines Eisbergs. Der Rahmen bietet dann die Möglichkeit, dass genau das sich zeigen kann, was verarbeitet werden möchte. Er wirkt wie eine Barriere, die dem dissoziativen Erleben eine Art Stütze gibt, damit eine Veränderung und Stabilisierung der neuronalen Netze stattfinden kann.

Im Brainspotting geht es also darum, das Gehirn und das Nervensystem von Klient:innen zu unterstützen, sich selbst zu regulieren und wieder ins Gleichgewicht zu bringen, indem

42 Ca. Minute 31:00.

43 Dies gilt natürlich nur, wenn im Jetzt keine weitere Traumatisierung stattfindet.

die Aufmerksamkeit gezielt auf bestimmte Aktivierungspunkte (Brainspots) im Gehirn gelenkt wird (Grand 2022d).[44]

> **»Selbstregulation«**
> Es wird versucht, eine dysfunktionale neuronale Verarbeitung zu lösen und das Gehirn in einen »regulierten« Zustand zurückzuführen (vgl. Grand 2017; Grand 2022d).

Grand (2017) schreibt, dass das Gehirn ein problemlösender »Apparat« sei, der die innere und die äußere Landschaft gleichzeitig verarbeitet. Wie bereits eingangs erwähnt, ist die wichtigste Funktion des Gehirns, das physische Überleben zu sichern, sich fortwährend anzupassen, um die Homöostase zu erreichen und aufrechtzuerhalten. In eine (Brainspotting-)Therapie kommt jemand dann, wenn er Probleme erkannt hat, die er nicht selbst lösen kann. Sein Nervensystem konnte das Problem entweder nicht identifizieren oder beheben. Es kommt dabei zu einem Zusammenbruch der Kommunikation zwischen allen Teilen im Gehirn, was letzten Endes die Grundlage aller Probleme – insbesondere wenn Traumata involviert sind – darstellt. Weiter schreibt Grand (2017), dass aber nicht nur das Problem im Gehirn und im Nervensystem sei, sondern auch die Lösung. Und der zweifache Rahmen im Brainspotting bietet die ideale Möglichkeit der Verarbeitung. Dies wird jedoch nicht erreicht durch die Genialität der Therapeut:innen, sondern durch das Genie des Nervensystems. Das Gehirn kann sich tatsächlich selbst beobachten, wie es neurologisch seine eigenen psychischen Rätsel löst (Grand 2017). Wolfrum wird nicht müde zu betonen, wie wichtig dabei die Auflösung traumatischer Körpererinnerungen ist, um die Schrecken der Vergangenheit und die Wucht des Erlebten zu beenden und die Klient:innen im Hier und Jetzt ankommen zu lassen.[45]

Dafür braucht es vor allem die geeigneten Bedingungen durch eine tragfähige und vertrauensvolle Beziehung zwischen Klient:in und Therapeut:in sowie das Herbeiführen des Zustands, in dem

44 Ab Minute 26:00.
45 Persönliche E-Mail nach sorgfältiger Durchsicht des Manuskripts.

diese Selbstregulation ermöglicht wird bzw. beeinflusst werden kann. Das Gehirn ist ständig mit internen Regulationsprozessen beschäftigt. Deshalb könne davon ausgegangen werden, dass die wichtigsten Veränderungsprozesse durch internale Selbstregulation stattfinden (siehe auch Wolfrum 2020).

Bio*Lateral* Sounds

Wie bereits erwähnt, arbeitete David Grand in den 1990er-Jahren mit seinem Ansatz des »Natural Flow EMDR«. Dort setzte er bilaterale auditive Stimulation ein, was den Verarbeitungsprozess für viele Klient:innen aus seiner Sicht deutlich sanfter und kreativer machte. Die auditive Stimulation wurde bereits im EMDR entdeckt, als der Therapeut nahe am Ohr der Klient:innen schnipsen sollte, abwechselnd am linken und am rechten Ohr. Das längere Schnipsen war Grand zu mühsam, weshalb er begann, Soundboxen einzusetzen, die zufällig zu dieser Zeit entwickelt wurden, die abwechselnd Töne an das linke und das rechte Ohr der Klient:innen lieferten. Grand benutzte diese Soundboxen, obwohl er selbst die Töne nicht als angenehm empfand, jedoch schienen sie vielen Klient:innen enorm zu helfen. Durch Zufall lernte er auf einem Flug einen Musiker kennen,[46] mit dem er später in dessen Tonstudio CDs produzierte, die für ihn therapeutisch adäquate Sound-Erlebnisse lieferten. Die Bio*Lateral* Sounds gehören seither zur Grundausstattung im Brainspotting. Laut Grand funktioniert der Brainspotting-Prozess besser, wenn die »Klienten die Kopfhörer aufsetzten und sich eine Bio*Lateral*-CD anhörten, während sie mit starrem Blick auf einen Brainspot schauten« (Grand 2017, S. 55). Die Töne werden leise, in einer fast nicht wahrnehmbaren Lautstärke während des Prozesses über Kopfhörer gehört.[47]

---

46 Fun Fact (Grand 2017): »Bio« in Bio*Lateral* steht für Biohazard, eine New Yorker Hardcore-Band, die Sie nie und nimmer hinter der Entwicklung der Bio*Lateral* Sounds vermuten würden. Überzeugen Sie sich auf YouTube oder Ähnlichem. Keine Lieblingsband von mir, aber ich habe sie in meiner Jugendzeit gekannt.

47 Sie können sich auf YouTube eine Kostprobe holen, indem Sie »Grand« und »biolateral« als Suchbegriffe eingeben.

4 Die relevante Augenposition als »neurobiologischer Gamechanger«?

»Der strategische und achtsame Rückgriff auf drei klar voneinander abgrenzbare okulare Phänomene macht Brainspotting im Vergleich zu anderen Heilungsansätzen – einschließlich der vielen Verfahren, die auf der somatischen Ebene oder beim Gehirn ansetzen – zu etwas Einzigartigem.«

David Grand (2021; Übers. 2023: S. Autenrieth)

Ein wichtiger Punkt in einer Brainspotting-Sitzung ist es logischerweise, den für das zu bearbeitende Thema relevanten Brainspot (oder die relevanten Brainspots) zu finden, auf den dann fokussiert wird. Dazu hat David Grand seit der Entdeckung von Brainspotting mehrere Wege oder Varianten identifiziert oder im Laufe der Zeit gefunden, über die das möglich ist. Es gibt sowohl Vorgehensweisen, bei denen der Begleitende als Beobachter:in physiologische Hinweise im Außen nutzt, und solche, bei denen die Klientin eher von innen heraus entscheidet. Das einleitende Zitat dieses Kapitels weist bereits auf drei strategische Zugänge für das fokussierte Prozessieren hin. Im Folgenden werden wir uns zunächst die Hintergründe für die Besonderheit der Augen anschauen und dann die Zugangsmöglichkeiten zu den tiefen Hirnstrukturen über die Augen, wie sie im Brainspotting postuliert werden.

4.1 *Was hat es mit den Augen auf sich? Und wofür braucht man den Zeigestab?*

Wolfrum (2023b, S. 3) erklärt die Rolle der Augen folgendermaßen:

> »Sowohl der Volksmund als auch Shakespeare-Freunde wissen, dass die Augen ›die Fenster zur Seele‹ sind, weshalb das Visualsystem bei Brainspotting eine entscheidende Rolle spielt. Beinahe das halbe Ge-

hirn ist mit dem Sehen beschäftigt, die Retina ist Teil des sich entwickelnden Gehirns. Sie gehört zum Zentralnervensystem (ZNS) und enthält eine Vielzahl von Neuronenverbänden. Nach dem Gehirn sind die Augen das komplexeste Organsystem im Körper mit etwa 200 Millionen beteiligten Anteilen. Am Sehsystem sind im Hirnstamm sehr viele Kerne beteiligt, die Augenmuskeln sind die am feinsten regulierten Muskeln des gesamten Körpers [siehe Abb. 1]. Eine Nervenfaser versorgt am Auge sechs bis zehn Muskelfasern, am Bein versorgt eine Faser eintausend Muskelfasern. Evolutionsbiologisch ist dies alles sehr sinnvoll, denn die sehr schnelle visuelle Orientierung hilft in Bedrohungssituationen zu überleben. Bei dieser schnellen visuellen Orientierung sind auch die Colliculi superiores am Mittelhirndach beteiligt. Durch den optischen Apparat des Auges wird das Gesichtsfeld auf die Retina beider Augen projiziert. In den Retina-Zellschichten erfolgt die Umwandlung der Lichtreize in Nervenimpulse. Die Sehnerven beider Augen ziehen zur Hirnbasis. Beim Eintritt ins Zwischenhirn kreuzt ein Teil der Fasern zur Gegenseite (Chiasma opticum […]). Als Tractus opticus erreichen die Fasern auf beiden Seiten des ›seitlichen Kniehöcker‹ des Thalamus (Corpus geniculatum laterale) die Sehrinde, die Area striata des Endhirns. Damit werden die Impulse über die fächerförmige Sehstrahlung zur primären Sehrinde des Großhirns geleitet. Eine Nervenbahn des Tractus opticus führt zum Mittelhirnzentrum für die Koordination der Augenbewegungen, dem Tectum opticum.«

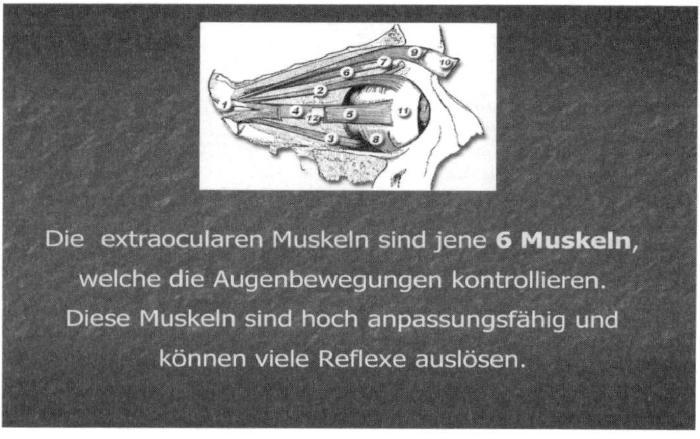

Abb. 1: Die extraokulare Muskulatur (Abb. aus Wolfrum 2023b, S. 4)

Bisher gibt es keine gesicherten Nachweise, warum genau die Arbeit mit den Blickrichtungen so wirkungsvoll ist, sondern lediglich als wahrscheinlich geltende Hypothesen. Eine davon lautet:

> »Durch visuellen Input, durch eine bestimmte Blickausrichtung kann an ein altes Netzwerk angekoppelt werden, wodurch der Cortex anspringt und Modulation geschehen kann – natürlich nur in einem geschützten Rahmen. Die Augen helfen, genau in dieses Netzwerk hineinzugehen« (Wolfrum 2020).

In Bezug auf Brainspotting nimmt man an, dass durch die Arbeit mit den Augen über die Sehbahn Informationen an tiefer liegende emotionale Verarbeitungszentren geleitet werden. Verstärkt wird das über das visuelle Integrationszentrum, die *Colliculi superiores,* und die Fokussierung auf Körperempfindungen (vgl. Wolfrum 2020; Corrigan a. Grand 2013).

Damir del Monte hat in seinem Kongress-Beitrag (2021) darauf aufmerksam gemacht, dass der Anteil an visuellem Input, der von der Retina kommt, nur etwa 5 % des gesamten im visuellen Sehzentrum ankommenden Inputs ausmacht – der größere Anteil stammt aus unterschiedlichsten Arealen des Gehirns. Daraus abgeleitet könnte man schließen, dass die Fokussierung mit den Augen und die Tatsache, dass wenige bis keine Informationen von außen kommen, dazu beitragen, dass das Gehirn in den Ruhemodus gehen kann – sprich, dass das Ruhemodus-Netzwerk, das *Default-Mode Network*, aktiviert wird, in dem man offenbar leichter Zugang zu Gedächtnissystemen bekommt. Wobei das Gehirn dabei nicht wirklich »in Ruhe« ist, sondern sich in einer Art Autopilot-Zustand befindet (vgl. Wolfrum 2017).

Jetzt bleibt noch die Frage, was es mit dem Zeigestab auf sich hat. Der ausziehbare Teleskop-Zeigestab ist ein wichtiges Utensil und gleichzeitig Symbol für Brainspotting. David Grand bemerkte im Laufe seiner vielen ersten Erfahrungen mit seiner Neuentdeckung, dass es mit der Zeit anstrengend wird, die Hand längere Zeit in derselben Position ausgestreckt zu lassen, und er fand keine Technik, wie ihm das gelingen könnte. Eines Tages, als er seine Mutter in seinem Elternhaus besuchte, zog er gedankenversunken die Schubladen im ehemaligen Arbeitszimmer seines schon länger verstorbenen Vaters auf. In der letzten Schublade war nichts drinnen außer: einem Zeigestab. David Grands Vater war internationaler Vortragsredner und hatte dort immer an seinen Präsentationen gearbeitet. Der Zeigestab hatte schon Grands Vaters rund um den Globus begleitet und seit der Entdeckung für den Einsatz im Brainspotting erhält jede:r Teilnehmer:in auf der ganzen Welt seinen eigenen Zeigestab als Geschenk (Grand 2017). Der Zeigestab wird verwendet, um Patient:innen dabei zu helfen, eine relevante Augenposition im Raum zu finden. Er wird – je nach Zugangstechnik – von rechts nach links und zurück (entlang der x-Achse) oder von oben nach unten und zurück (y-Achse) bewegt, damit die relevante Augenposition gefunden werden kann. Dann geht es darum, diesen visuellen Fokus zu halten, während der Klient gleichzeitig eine innere Erfahrung oder eine Erinnerung erforscht.

Fallbeispiel aus der eigenen Selbsterfahrung: Bringt der Zeigestab etwas?

Grundsätzlich arbeite ich selbst die meiste Zeit ohne Zeigestab. Ich bin aber sicher auch nicht mehr der »klassische« Brainspotter, weil ich das fokussierte Prozessieren über die Jahre mit allen methodischen Zugängen verbunden habe, die ich gelernt habe. Dennoch, oder gerade deswegen, möchte ich eine Erfahrung schildern, die ich in einem Intensiv-Seminar[48] mit David Grand gemacht habe.

Ich brachte Zweifel an, ob der Zeigestab wirklich etwas bringe. Und so meinte David, dass ich es ausprobieren solle. Ich begann mit Gazespotting [S. 51 ff.] und erlebte einen interessanten und aufschlussreichen Prozess. An irgendeinem Punkt überreichte David mir dann seinen Zeigestab.[49] Ich hielt ihn vor mich und

48 Das Intensiv-Seminar ist Teil der Ausbildung und ist ein Selbsterfahrungsseminar mit begrenzter Teilnehmer:innenzahl, wo in Co-Regie mit der jeweiligen Seminarleitung therapiert wird – also zu zweit.

49 Das ist eine Variante, die nicht so oft in der Literatur beschrieben wird. Aber es ist eine interessante Option, dass die Klient:innen den Zeigestab überreicht bekommen und dann selbst halten. Es kann durchaus als eine Art »Selbstermächtigung« gesehen werden.

plötzlich wählten meine Hände wie von selbst und ruckartig eine Stelle aus, meine Augen fokussierten den Zeigestab an einer Position halbrechts in meinem Gesichtsfeld. Der Prozess nahm dadurch eine Wendung und ging »anders« weiter.

Ich würde bis heute nicht sagen, dass es für die Lösung von Themen oder die erfolgreiche Arbeit daran eine Conditio sine qua non ist, mit einem Zeigestab zu arbeiten. Dennoch ist es für mich seit damals klar, dass unterschiedliche Arten des Zustands fokussierter Aktivierung unterschiedliche Prozessqualitäten ermöglichen. Von Zeit zu Zeit – wenngleich selten – arbeite ich auch heute insofern noch gerne mit dem Zeigestab.

4.2 Drei strategische Wege zu den tiefen Hirnregionen

Das »äußere Fenster«

Wenn davon die Rede ist, über das sogenannte *äußere Fenster* einen Brainspot zu finden, beziehen wir uns im Grunde wieder auf die Entstehung und Entdeckung von Brainspotting. Das Beobachten von äußeren Reflexen und kleinen sowie kleinsten körperlichen Reaktionen im Gesicht, aber auch in der Körperperipherie, war es, das David Grand in der Anfangsphase von Brainspotting experimentieren und forschen ließ. Er bezeichnet es als »von außen nach Aktivierungspunkten Ausschau halten«, wenn er aufmerksam nach Reflexen sucht, während er gleichzeitig den Klient:innen unterschiedliche Augenpositionen anbietet. Grand geht davon aus, dass »unsere Reflexe, unsere Überlebensinstinkte, die Basis dessen sind, wer wir sind, was wir sind und was wir tun«. Und dass es »diese Hinweise durch Reflexe sind, die dem Gehirn – und uns – sagen, dass es etwas Wichtiges gefunden hat« (Grand 2017, S. 34). Das können Augenzuckungen sein, ein Lidflattern, ein Gähnen, ein Husten, ein leichtes Runzeln der Stirn, kleine Bewegungen am Mund, ein Räuspern, ein nahezu unmerkliches Kopfnicken, ein Zusammenziehen der Augen, Veränderungen der Pupillen, Hand- oder Fußbewegungen, ein Neuausrichten oder Verändern der Körperhaltung und so weiter. Sprich, wenn Therapeut:innen mit dem äußeren Fenster arbeiten, um den jeweiligen Brainspot zu finden, achten sie auf diese Reflexe, während der Klient dabei über Belastendes redet und mit seinen Augen dem Zeigestab der Therapeutin folgt. Dies geschieht beim äußeren Fenster, indem der Zeigestab in der horizontalen Ebene – auf der sogenannten x-Achse – von links nach rechts bewegt wird, oder umgekehrt. Wo man beginnt, ist dabei nicht so wichtig. Das Ziel ist es, diejenige Augenposition zu finden, bei der die Aktivierung besonders hoch ist: Hier dürfte sich der relevante Brainspot befinden. Grand begründet das so:

> »Die Überlebensinstinkte sind so unglaublich stark, dass – wenn Therapeuten im Äußeren Fenster nach Reflexmarkern oder Spots suchen – es so ist, als würden diese Spots sich aus dem tiefen Unbewussten des Gehirns und Körpers zeigen, wo Geheimnisse im Gehirn und vielleicht im Rückenmark gespeichert sind« (Grand 2017, S. 33).

Das »innere Fenster«

Schon in seiner Arbeit mit der Eiskunstläuferin Karen war David Grand klar, dass es noch weitere Möglichkeiten geben musste, einen Brainspot zu lokalisieren. Denn in den gemeinsamen Sitzungen wies sie manchmal darauf hin, dass er mit dem Zeigestab noch weiter nach rechts gehen solle oder weiter nach oben. Sie dirigierte also eigenständig, wohin sich ihr Blick richten sollte. Dies bezeichnen wir als die Arbeit mit dem sogenannten *inneren Fenster.* Dabei geht es stärker um die Wahrnehmung der Klient:innen als die der Therapeut:innen – d.h., der Therapeut bewegt den Zeigestab auf den xy-Achsen des räumlichen Koordinatensystems und bezieht die Rückmeldungen der Klient:innen stark mit ein. Die Suche beginnt mit Zeigestabbewegungen auf der x-Achse und funktioniert hier genau wie beim äußeren Fenster. Klient:innen werden, während ihre Augen dem Zeigestab folgen, gebeten, zu spüren und zu überprüfen, wo im Körper sie die stärkste Empfindung wahrnehmen, um auf diese Weise den Brainspot zu identifizieren. Die vertikale Achse, die y-Achse, verläuft von unten nach oben oder von oben nach unten. Hier wird für einen bereits gefundenen Spot auf der x-Achse die Suche nach einer relevanten Augenposition dann noch verfeinert.

Gazespotting

Beim *Gazespotting* geht es um den Punkt, der sich ganz automatisch und von selbst einzustellen scheint bzw. den sich die Augen suchen, den sie fixieren, während man über ein Thema spricht oder daran denkt. Dass das Gazespotting die dritte Möglichkeit wurde, um einen relevanten Spot zu finden, erschien David Grand im Nachhinein sogar etwas eigenartig, handle es sich doch um die offensichtlichste aller Varianten, wie er selbst meinte (Grand 2017). Deshalb ist es für Therapeut:innen wichtig, von der ersten Sekunde an aufmerksam darauf zu achten, wohin ihre Klient:innen schauen. Denn ab dem ersten Moment ist die Wahrscheinlichkeit hoch, dass die Klient:innen auf bestimmte Punkte (oder auch nur einen speziellen Punkt) im Raum den Blick lenken. Meistens geschieht dies schon bei der Frage nach dem Anliegen, mit dem sie gekommen sind. David Grand spricht von »intuitivem Starren«, das jeder Mensch regelmäßig im Alltag mache (Grand 2017). Um den Brainspot zu finden, ist es beim Gazespotting also wichtig, auf diese ersten ganz spontanen Blickfixierungen zu achten.[50] Die Klient:innen werden dann ermutigt, für eine längere Zeit auf diesen Punkt zu starren oder ihre Augen ganz von alleine suchen zu lassen, während sie sich beim Denken an ihr Thema im Raum umschauen. Grand meint, es sei auf diese Weise ein sanfterer Prozess zu beobachten, als wenn er mit dem inneren oder äußeren Fenster arbeiten würde:

> »Jedenfalls scheint die Aktivierung, die Klienten empfinden, wenn sie auf Gazespots schauen, weniger intensiv zu sein als die, die sie spüren, wenn sie auf Brainspots schauen, die durch das innere oder äußere Fenster gefunden wurden, und für die meisten Klienten ist Gazespotting ein sanfter Prozess, der problemlos zu fließen scheint« (Grand 2017, S. 82).

50 Wenn Klient:innen aufgefordert werden, aktiv einen Punkt mithilfe von Gazespotting zu suchen, spricht man von »fortgeschrittenem Gazespotting« (siehe auch Abschn. 4.3).

Grand meint, es käme ihm vor wie eine spontane Form des Scannens seiner inneren neuronalen Umwelt und dass wir »durch unbewusste Mechanismen, die auf unser evolutionäres Erbe bis in die Tierwelt zurückzugehen scheinen, wissen, wohin wir schauen müssen, um das zu finden, was wir brauchen« (Grand 2017, S. 83). Auch wenn dieses sanftere Prozessieren beim Gazespotting für manche Klient:innen zutrifft, sollten wir daraus keine fixe Erwartung machen, weil dies sicher nicht für alle gilt.

4.3 Erweiterungen im Set-up-Prozess und Fortgeschrittenen-Techniken zum Finden von Zugangs-Spots

Konvergenz und die z-Achse

In der Arbeit mit einer Klientin musste Grand feststellen, dass sich mit den bis dahin verwendeten Techniken nichts veränderte. Deshalb experimentierte er mit einer Technik aus der Augenheilkunde, die er kurz davor gelernt hatte, mit der *visuellen Konvergenztherapie*[51]. Grand übergab der Klientin den Zeigestab, den sie nun vor dem Körper auf ihre relevante Augenposition gerichtet hielt, und leitete sie an, über die Spitze des Zeigestabs hinweg zum am weitesten entfernten Punkt im Raum zu blicken und dann wieder zurück zur Spitze. Das sollte sie insgesamt eine Minute lang tun – jeweils fünf Sekunden pro Haltepunkt. Die Klientin erlebte durch diese Arbeit eine enorme Erleichterung von ihren Ängsten.

---

51 Die Konvergenztherapie geht auf William Ludlam zurück und basiert darauf, dass mithilfe des okulokardialen Reflexes eine langsame Herztätigkeit (Bradykardie) im Sinne einer parasympathischen Antwort des Vagusnervs erzielt werden kann.
Unter Konvergenz oder Vergenz versteht man die gleichzeitige Bewegung beider Augen in unterschiedliche Distanzen: Wenn man ein Objekt aus der Nähe betrachten will, rotieren die Augen »zueinander« (Konvergenz), während bei der Betrachtung weiter entfernter Objekte die Augen »auseinander« rotieren (Divergenz).
Bei Zug an den Augenmuskeln, wie z. B. beim Wechseln des Blickes von einer nahen Position zu einer weiter entfernten, führt dieser »Augen-Herz-Reflex« unter anderem zu verringerter Herzschlagfrequenz und vertiefter Atmung. Einzelheiten hierzu sind in Bowan (2008) zu finden, verfügbar unter: https://www.brainspotting-germany.de/media/19-6_bowan.pdf [8.10.2023].

Die Konvergenzarbeit brachte Grand dazu, dreidimensional zu denken. Er führte die Arbeit entlang der z-Achse ein, die in unterschiedlichen Fortgeschrittenen-Techniken zur Anwendung kommt (Grand 2017). In seinen Brainspotting-Sitzungen hatte Grand immer wieder bemerkt, dass durch das Vor-und-zurück-Wandern des Blicks zwischen Nah- und Fernpunkt auf der z-Achse der fokussierte Stress reduziert werden kann und durch die vagale Aktivierung eine Entspannung des Körpers eintritt. Dies vermag den Verarbeitungsprozess positiv zu beschleunigen und bei wiederholter Anwendung einen entlastenden Effekt für den Klienten erzielen (Grand 2017).

Der Erklärungsansatz hinter der Konvergenztherapie und die gezielte Nutzung des okulokardialen Reflexes könnten auch für andere therapeutische Techniken interessant sein. Ich denke da vor allem an die »Chinesische Truhe« von Tianjun Liu, eine traditionelle chinesische Entspannungstechnik, die Prof. Liu mit Bernhard Trenkle weiterentwickelt hat (Liu u. Trenkle 2021). Die psychotherapeutische Technik beinhaltet – stark verkürzt – laterale und horizontale »innere Bewegungen« einer Truhe auf unterschiedlichen Entfernungen. Diese erfolgen zwar mit geschlossenen Augen und nur in Gedanken, aber die Kontraktionen und Dekontraktionen der Muskulatur sind deutlich spürbar, wenn man die Kiste imaginativ von Seite zu Seite bzw. vor- und zurückschiebt.

Ein-Augen-Spotting

Ein-Augen-Spotting meint – wenig überraschend – die Arbeit mit einem Auge, indem das jeweils andere abgedeckt wird. Es ist – wie das Einführen der Arbeit auf der z-Achse – eine weitere Entwicklung im Brainspotting, die David Grand durch sein Experimentieren und die Offenheit für neue Ideen eingeführt hat.

Grand wurde neugierig, als Bob Buck, ein Teilnehmer eines seiner Seminare, 1999 zu ihm kam und ihm von Effekten mit Elektrikerschutzbrillen erzählte. Dadurch werde das Licht, das von rechts komme, direkt in die linke Gehirnhälfte geleitet, und das Licht, das von links komme, in die rechte. Buck verwies außerdem auf Theorien von Frederic Schiffer, Lehrender an der Universität Harvard, der meint, dass jede Gehirnhemisphäre nahezu eine eigene Persönlichkeit habe, im Grunde die rechte verwundbarer sei und die linke optimistischer (Schiffer 1998). Schiffer verwendete dazu eigene Brillen. Diese sogenannten Schiffer-Brillen (siehe Abb. 2) haben eine spezielle Verglasung, die es dem linken Auge ermöglicht, nur Informationen aus dem rechten visuellen Feld aufzunehmen, und dem rechten Auge, nur Informationen aus dem linken visuellen Feld aufzunehmen. Die Brillen sind, wie Sie auf der Abbildung sehen, an den beiden äußeren Rändern nicht abgedunkelt, damit dieser Effekt zustande kommt.

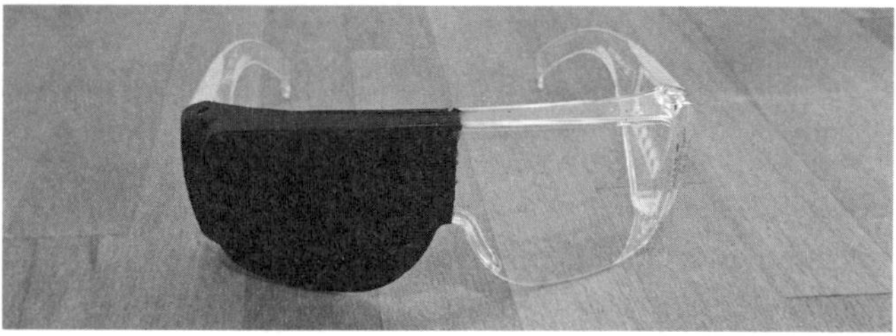

Abb. 2: Schiffer-Brillen (Schiffer et al. 2004)

Durch die Trennung der visuellen Eingabe auf diese Weise könnte laut Schiffer die Behandlung tiefer gehen und die Gehirnhälften könnten besser miteinander kommunizieren. Schiffer setzte diese Brillen in seiner Praxis ein und meinte, sie wären bei der Behandlung von Traumata und anderen psychischen Erkrankungen wirksam.

Daraufhin begann David Grand, mit Brillen zu experimentieren, die nur zur Hälfte abdunkelten.[52] Er bemerkte bei einigen Klient:innen spannende Effekte. Es traten unterschiedliche Aktivierungen auf, je nachdem, mit welchem Auge eine Person auf einen Brainspot schaute und an ein Thema dachte. Grand spricht seither bei dem Auge mit der intensiveren Aktivierung vom »Aktivierungsauge« und bei dem mit der niedrigeren vom

52 In der Brainspotting-Literatur findet sich keine Erklärung für den Grund.

»Ressourcenauge«. Gearbeitet wird im Brainspotting bei dieser Technik auch heute noch zuerst mit dem Aktivierungsauge, bis Beruhigung eintritt, um dann mit dem Ressourcenauge eine Art restliche Aktivierung zu verarbeiten (vgl. Grand 2017). Grand beschreibt dies so:

> »Der Einsatz von Brillen, bei denen das linke oder rechte Brillenglas geschwärzt war, ermöglichte es, nicht nur das gesamte Gesichtsfeld und neuronale Prozesse nach Brainspots abzusuchen, sondern den Vorgang auch jeweils gezielt auf die eine oder die andere Gehirnhemisphäre auszurichten, wenn ein erhöhter Fokus erforderlich war« (Grand 2017, S. 60).

Laut David Grand ermöglicht die Nutzung des Ein-Augen-Spottings eine noch größere Genauigkeit und Spezifizierung der Titrierung[53], wenn es um das Bearbeiten von Zuständen geht, die schwer zu definieren oder zu fassen sind.

> »Das Ein-Auge-Brainspotting wurde schließlich eine Methode, die genutzt wurde, wenn bei Klienten ein stärkerer Fokus und/oder eine stärkere Aktivierung erforderlich zu sein schienen« (Grand 2017, S. 60).

Das Ein-Augen-Spotting wird allerdings auch als Ressourcentechnik genutzt, wenn Klient:innen außerhalb des Toleranzfensters aktiviert sind. Ich habe die Technik in verschiedensten Situationen eingesetzt. Eine besonders eindrucksvolle Fallgeschichte möchte ich mit Ihnen teilen, auch wenn sie nicht in eine Brainspotting-Sitzung gemündet hat (vgl. Kollar 2017).

Fallbeispiel: Das plötzliche Verstummen einer inneren Stimme

In meiner Zeit als Klinischer Psychologe auf der Akutpsychiatrie in einer Klinik kam eine Klientin zu mir, die massiv suizidal eingeengt war. Sie hörte unter anderem eine befehlende innere Stimme, die ihr sagte, dass sie sich umbringen müsse. Der Kontakt zu dieser Klientin war aus meiner Sicht sehr gut. Nach ein paar Stunden gemeinsamer Arbeit, in denen sich dennoch nicht viel getan hatte, bot ich ihr daraufhin ein Wahrnehmungs-Ex-

53 Anpassung an die Kapazitäten des Toleranzfensters der Klient:innen.

periment, wie ich es nannte, an, nämlich das Ein-Augen-Spotting. Als die Klientin eine der einseitig abgedunkelten Brainspotting-Brillen aufsetzte, waren die Aktivierung und die Stimme fast im selben Moment weg. Als sie die andere Brille aufsetzte, richtete sie sich mit einem Ruck auf, sie wirkte wieder hochaktiviert und die Stimme war erneut deutlich da.

Die Klientin wechselte zwischen den beiden Brillen hin und her und die Phänomene wiederholten sich. Zunächst war ich ehrlich gesagt ein wenig beunruhigt, weil ich mit so etwas nicht gerechnet hatte, aber wir konnten die Erfahrung noch in derselben Sitzung im Sinne eines »Es ist veränderbar«[54] nutzen.

Ich arbeitete in der Folgezeit mit der Klientin zwar nicht mit Brainspotting, weil ich dazu das Setting nicht als stimmig empfand, als Erklärung für das Phänomen kann ich jedoch den Ansatz von Iain McGilchrist (2019) empfehlen. Er hält eine beeinträchtigte Funktion des Corpus callosum für einen Grund, warum es zu so unterschiedlichen Phänomenen in beiden Hirn-Hemisphären kommen kann.

Weitere Fallbeispiele dazu finden Sie bei Kollar 2017.

Weitere Fortgeschrittenen-Techniken zum Finden von Zugangsspots

Im Brainspotting wurden von David Grand noch einige weitere fortgeschrittene Techniken entwickelt, die hier allerdings nur aufgezählt werden können. Es besteht kein Anspruch auf Vollständigkeit, da immer wieder neue Techniken entwickelt werden. Außerdem kann an dieser Stelle nur eine äußerst kurz gehaltene schematische Beschreibung erfolgen:

- *fortgeschrittenes äußeres Fenster:* Scannen wie beim äußeren Fenster (siehe oben), aber dann verweilen auf dem Punkt und die Klient:innen aus dem inneren Fenster heraus berichten lassen, was sie wahrnehmen

54 Diese Phrase benutzt Gunther Schmidt, wenn es darum geht, den Aspekt der Selbstwirksamkeit wieder in eine Behandlung einzuführen.

- *fortgeschrittenes Gazespotting:* hier wird nicht mit der spontan auftretenden Fokussierung des Blicks während des Sprechens gearbeitet, wie beim oben beschriebenen Gazespotting, sondern die Klient:innen werden aufgefordert, aktiv und ohne Pointer eine relevante Augenposition zu finden
- *Double-Spotting (dt.: Doppel-Spotting):* die Arbeit mit zwei Punkten
- *Rolling Spotting (dt.: Rollendes Spotting):* unspezifisches Abscannen entlang der x-Achse und Innehalten, wenn ein Reflex sichtbar wird
- *Brainspotting mit offenen bzw. geschlossenen Augen:* man kann mit geschlossenen Augen auf einen Punkt fokussieren oder auch einen Wechsel zwischen offenen und geschlossenen Augen vollziehen
- *Ressourcen-Rahmen durch Kombination von Ein-Augen-Spotting und z-Achsen-Brainspotting:* komplexe Kombination der beiden Techniken, um Ressourcenzustände gezielter zu erreichen
- *Brain Sweeps:* wiederholte Bewegungen des Zeigestabs von einem nahen Punkt im Gesichtsfeld des Klienten weg (engl. *to sweep* = fegen, schweifen)
- *Bodyspotting:* Selbstberührung mit der Spitze des Pointers auf einer für das Thema wichtig erscheinenden Stelle während des Findens einer relevanten Augenposition
- *Projected Image-Spotting:* ein inneres Bild wird nach außen projiziert
- *Dream-Spotting:* Arbeit mit Traumbildern
- *Ego-State-Arbeit mit Brainspotting:* Arbeit mit inneren Anteilen.

Wo können Sie sonst noch etwas über Brainspotting erfahren?

An dieser Stelle ist eine Anthologie erwähnenswert, die Gerhard Wolfrum 2018 herausgebracht hat: *The Power of Brainspotting*, in der internationale Brainspotting-Trainer:innen sich mit der grundlegenden Theorie von Brainspotting auseinandersetzen. Es geht um die Einstimmung, das Zentrieren, die Bedeutung des Schweigens und einiges mehr. Das Buch gibt es zwar nur auf

Englisch, ich kann es aber nur empfehlen, wenn Sie Beiträge von Brainspotting-Trainer:innen interessieren.

Außerdem möchte ich noch eine kurze Übersicht über praktische Entwicklungen im Brainspotting geben (siehe dazu auch: Wolfrum 2020).

Dr. Roby Abeles hat einen eigenen Set-up-Rahmen für die Arbeit mit Suchtthemen entwickelt. Dabei wird jeweils ein Brainspot für das »Craving«, den Suchtdruck im Körper, und eine Art »Konsequenzen-Brainspot« gesucht und dann zwischen beiden im eigenen Tempo gewechselt. Wolfrum (2017) schreibt, dass das oft überraschende Effekte hätte.

Dr. Pie Fry ist eine Expertin, wenn es um Brainspotting in der Arbeit mit Menschen mit Zwangsstörungen geht. Ihr Ansatz umfasst die Arbeit mit drei Brainspots, die sich mit unterschiedlichen Aspekten des Zwangs in Kombination mit einer Körperressource beschäftigen.[55]

From freeze to thaw (übers. etwa: von der Erstarrung zum Auftauen) ist eine neue Vorgehensweise im Brainspotting, die von Mary Jane O'Rourke und Serene Calkins entwickelt wurde. Sie wird vielfach als *Bodyspotting* bezeichnet. Es ist ein körperorientiertes Vorgehen, welches stark an die Faszientheorien in der Psychotraumatologie angelehnt ist. Zum Bodyspotting gibt es derzeit meines Wissens noch keine Literatur.

In einem Sonderheft von *Trauma*, der *Zeitschrift für Psychotraumatologie und ihre Anwendungen* (Wolfrum 2017), wird Brainspotting als Methode vorgestellt sowie u. a. (m)ein Zugang zur Arbeit mit Menschen mit psychotischem Erleben, die Arbeit mit Kindern und Jugendlichen, die Verbindung von Brainspotting und Kunsttherapie sowie Brainspotting in der Arbeit mit Menschen mit Suchtthemen.

---

55 Auf der Homepage von Dr. Pie Frey finden Sie das ganze Vorgehen als Gratis-Download verfügbar: https://drpiefrey.com/wp-content/uploads/2022/02/OCD-Model-UPDATED-2022-Three-BSPs-1-1.pdf [10.10.2023].

4.4 Unterschiedliche Zugänge über drei spezifische innere Zustände der Klient:innen – das AREAS-Zugangsmodell

> *»Ein Brainspot ist einfach ein Zugang oder ein Portal zu der tieferen Neurobiologie und dem tieferen Körper.«*
>
> David Grand (2017, S. 155)

Der Zugang zu den Brainspots läuft also, wie Sie schon gesehen haben, über verschiedene Zugangstechniken, mit denen eine oder mehrere relevante Augenpositionen gesucht werden. Aber auch der Ausgangszustand der Klient:innen, ihr innerer Zustand, stellt eine Grundlage für die Auswahl des Vorgehens dar. Im Brainspotting unterscheidet man drei Zugangszustände[56]: den Aktivierungszugang, den Zugang über die Ressourcen und einen Zugang über die Expansion.

Der *Aktivierungszugang* stellt die gefühlte Aktivierung dar und wird mit dem SUD-Wert[57] von 0 bis 10 abgebildet.

Der *Ressourcenzugang* stellt die gefühlte Zentrierung dar und bleibt in der qualitativen Beschreibung belassen, d. h., er wird im Brainspotting nicht mit einer numerischen Skalierung erfasst, sondern mit Worten beschrieben.

Der *Expansionszugang* stellt ein Gefühl der Expansion (Ausweitung) dar und ist für Performance-, Kreativitäts- und Selbstentwicklungsthemen wichtig (siehe Abschn. 5.4). Grand meint, dass *Expansion* ein besserer Ausdruck als der im Sport- und Leistungsbereich gängige Begriff *Peak Performance* sei, weil die Expansion von 0 bis unendlich gehe, während die Spitze (engl. *peak*) eine Art Grenze darstelle (Grand 2019c).

Im praktischen Vorgehen beim Aufbau der zweifachen Einstimmung kombiniert man das jeweilige Thema der Klient:innen, welches entweder zu einem Aktivierungs-, Ressourcen- oder Ex-

---

56 Grand nennt die Zugangsspots *access spots*, folglich könnte man entsprechend von Zugangszuständen – also von *access states* – sprechen.

57 SUD steht für engl. *Subjective Unit of Distress*. Bei der SUD-Skala (Wolpe 1969) wird die subjektiv erlebte Belastung von 0 (= keine Belastung) bis 10 (= maximal erlebte Belastung) eingeschätzt.

pansionszugang führt, mit den jeweiligen Techniken, um relevante Augenpositionen (Access Spots) zu finden. Deswegen fasse ich dieses Vorgehen mit dem Akronym AREAS zusammen. Entsprechend beschreibe ich das Vorgehen über zwei Variablen des Zugangs zu Brainspots, einerseits den Zustand der Klient:innen, andererseits die verwendete Zugangstechnik zu den Augen, als AREAS-Zugangsmodell[58].

Wie dieser Prozess konkret aussieht, möchte ich im folgenden Kapitel beschreiben.

58 Das *AREAS access model* (dt. AREAS-Zugangsmodell) ist allerdings (noch) kein offizieller Begriff im Brainspotting.

5 Die Vorgehensweise im Brainspotting

In Kapitel 4 haben Sie die Verbindung der drei Zugangszustände Aktivierung, Ressource und Expansion mit den Zugangsspots kennengelernt. In diesem Kapitel wird zuerst der Prototyp des Brainspottings vorgestellt – der Set-up-Prozess mit dem Aktivierungszugang. Dann folgen wichtige Interventionsprinzipien, die für alle Zugänge wichtig sind. Anschließend werden der Set-up-Prozess über den Ressourcenzugang und das Expansionsmodell für Leistungsthemen und kreative Prozesse vorgestellt. Den Abschluss dieses Kapitels bildet David Grands Sicht auf den therapeutischen Prozess unter besonderer Berücksichtigung des Phänomens der limbischen Gegenübertragung.

5.1 *Der Set-up-Prozess mit dem Aktivierungszugang*

Sie haben inzwischen schon einiges über wichtige Begriffe und Konzepte im Brainspotting gehört sowie über die Bedeutung der Augen und des Zugangs zu tieferen Hirnregionen mithilfe verschiedener Arten der Aktivierung und die Zugangsspots. Jetzt geht es darum, den gesamten Brainspotting-Prozess zu beleuchten. In seinem Vortrag vom Weltkongress (Grand 2021) beschreibt Grand den grundlegenden Prozess, aus dem dann alle anderen Brainspotting-Set-ups abgeleitet werden, zusammengefasst mit folgenden Schritten:

1) »Woran möchten Sie heute arbeiten?« 2) Aktivierung herstellen 3) den SUD-Wert erheben 4) den Felt Sense bestimmen	neuronale Aktivierung herstellen und Beziehungseinstimmung
5) eine relevante Augenposition finden	Fokussierung des neurobiologischen Rahmens
6) fokussiertes Prozessieren 7) zum Ausgangsthema zurückkehren 8) die »Zitrone auspressen« 9) »Was nehmen Sie von dieser Sitzung mit?«	Prozess der fokussierten Achtsamkeit und Einbezug des Neokortex und Ende der Sitzung

Was die einzelnen Set-ups voneinander unterscheidet bzw. welcher vonseiten der Therapeut:innen gewählt wird, lässt sich anhand der folgenden Fragen herleiten:

- Sollte mit Aktivierung gearbeitet werden (bei Problemen bzw. Symptomen)? Muss ein Ressourcenzugang genutzt werden (bei sehr hoher bzw. niedriger Aktivierung mit Dissoziationsneigung)? Oder gibt es ein Leistungserweiterungsthema ohne grundlegende Blockaden?
- Welche der drei unterschiedlichen strategischen Zugänge zu Brainspots (äußeres Fenster mit Pointer, inneres Fenster mit Pointer, Gazespotting) werden in welcher Kombination (Ein-Augen-Spotting, z-Achse etc.) gewählt?
- Wie viel Vorinformation bei Schritt 1 in der Liste (»*Frontloading*«) bzw. wie viel Nachgespräch bei Schritt 9 (»*Backloading*«) braucht es?
- Braucht der Prozess einen stärker haltenden engen oder einen weiten Rahmen – also mehr verbale Unterstützung oder eher weniger?

Neuronale Aktivierung eines Themas und Beziehungseinstimmung

Wie bereits erwähnt, geht es beim Brainspotting in erster Linie darum, gemeinsam mit den Klient:innen einen offenen, relationalen und neurobiologisch eingestimmten therapeutischen Rahmen zu schaffen. Der Set-up-Prozess zum Empfangen und Formen des Klienten-Rahmens beginnt folgendermaßen:

Schritt 1: Die Einstiegsfrage

»Woran möchten Sie heute arbeiten?«

Im Grunde ist dies ein anderer Weg, zu fragen: »Welchen neuroexperienziellen Beobachtungsrahmen haben Sie heute in die Sitzung mitgebracht?« (Grand 2021; Übers. 2023: S. Autenrieth). Grand führt dazu weiter aus:

> »Die neuroexperienzielle Herangehensweise versteht, respektiert und unterstützt die dem Gegenüber innewohnende intuitive Weisheit, die ihm erlaubt, sein zutiefst persönliches und individuelles Gefühl zu kennen und auf den Punkt zu bringen, was ihn belastet, und verzichtet auf jegliche konkrete Festlegung von Zielen oder genauen diagnostischen Fragestellungen« (Grand 2021; Übers. 2023: S. Autenrieth).

Wie bereits weiter oben erwähnt, ist es nicht notwendig, dass hier eine spezielle Art der Befragung durchgeführt wird, um nähere Informationen über die spezifischen Anliegen der Klient:innen zu erhalten. Das Thema ist, was das Thema ist. Zu Beginn kann es allerdings wichtig sein, Wissenswertes zur gemeinsamen Arbeit und zu Brainspotting zu besprechen. Dies ist das bereits erwähnte »Frontloading«. Natürlich ist es bereits hier relevant, die Beziehung zu stärken und darauf zu achten, welchen Rahmen (eng oder weit) die zu begleitende Person braucht, damit sie sich im Setting sicher und unterstützt fühlt. Der relationale Aspekt im zweifach eingestimmten Rahmen wird von Beginn an stark berücksichtigt. Grand (2017, S. 91) sagt dazu: »Die Beziehung dient dem Brainspotting und nicht Brainspotting der Beziehung.«

Zu diesem Zeitpunkt ist es meist so, dass während des Erzählens die sogenannte Aktivierung in Bezug auf das Thema bereits besteht oder im Verlauf sich entwickelt. Weil sie als Schlüssel zu den neuronalen Netzen gilt und die korrespondierenden Netzwerke im Gehirn adressiert werden sollen, braucht es sie für die nächsten Schritte.

Schritt 2: Neuronale Aktivierung

»Sind Sie im Hinblick auf dieses Thema (jetzt gerade) aktiviert?«

Wenn beim Klienten die Aktivierung bereits erreicht ist, kann man im Brainspotting schon zum nächsten Schritt übergehen, es sei denn, für den Klienten oder im Therapieprozess stünde etwas anderes gerade im Vordergrund. Es kann insofern wichtig sein, »jetzt« oder »jetzt gerade« einzufügen, weil Klient:innen ihre

Belastung wahrscheinlich auch schon stärker oder schwächer empfunden haben. Entscheidend ist für das Arbeiten mit dem Brainspot die derzeitige Aktivierung.

Wenn jemand noch nicht aktiviert ist, kann man natürlich dazu ermutigen. Man kann fragen: »Woran müssten Sie denken, um die Belastung präsenter werden zu lassen?« Oder wenn der Begriff der Aktivierung für den Klienten bereits eingeführt ist: »Was müssten Sie erzählen, um Aktivierung zu erleben?« Dabei ist es nicht erforderlich, dass die Person alles erzählen muss, was mit der Belastung oder dem Thema zu tun hat; für die Therapeut:in ist es nicht relevant, den Inhalt bis ins Detail zu kennen, um damit arbeiten zu können (Grand 2021). Dieser Umstand erweist sich als entlastend und schonend für viele Personen, weil sie nicht gezwungen sind, über schambesetzte oder besonders traumatische Dinge noch einmal reden zu müssen.

Warum sollten Klient:innen überhaupt eine Aktivierung in Bezug auf das Thema erleben? Es geht nicht darum, dass sie es »müssen«, jedoch kann sich ihr inneres System eher zeigen, wenn sie ihre Aktivierung erhöhen (Grand 2022c).[59] Außerdem ist der Umgang mit bzw. das Tolerieren von Aktivierung für die Beziehungsgestaltung wichtig und wie eng oder weit deren Rahmen gesetzt werden sollte. Dieser Prozess entspringt im Brainspotting auch immer einem Bauchgefühl. Dies ist laut Grand insofern kein Problem als das, was auch immer passieren mag, wahrscheinlich sowieso passieren würde. Und wenn man als Therapeut:in aus irgendeinem Grund einen Fehler macht, dann wird das einfach sichtbar und wird Teil des Prozesses, von dem aus weitergearbeitet wird (Grand 2022c).[60]

Sollte dennoch keine Aktivierung zustande kommen, kann trotzdem mit Brainspotting gearbeitet werden. Für viele Menschen ist der Einstieg in eine therapeutische Arbeit – egal mit welcher Methode – eine große Herausforderung. Diesem Umstand muss immer Rechnung getragen werden. Im Brainspot-

59 Um Minute 9:00 herum.
60 Ab Minute 3:00.

ting gibt es keinen »Widerstand« aus psychodynamischer Sicht, stattdessen eine klientenzentrierte, rezeptive Modalität, die immer genau mit dem arbeitet, womit die Klient:innen in diesem Moment zur Sitzung kommen. Selbst ohne Aktivierung kann man mit den Schritten 4 und 5, bei denen das Thema im Körper vielleicht trotzdem spürbar und/oder mit den jeweiligen Zugängen über die Augen lokalisierbar ist (Grand 2022d), arbeiten. Zur Illustration soll ein Fallbeispiel dienen.

Fallbeispiel: Ich weiß gar nicht, was heute der Auftrag ist

In meiner Arbeit mit einem jungen Studenten, der für eine Performance-Verbesserung beim Lernen zu mir kam, gab es eine Sitzung, in der er zwar wusste, dass er gerne eine Sitzung haben wollte, aber nicht genau, wofür. So gingen wir direkt dazu über, mit Gazespotting eine Augenposition zu suchen, die mit dem Gefühl korrespondierte, für irgendwas eine Sitzung zu brauchen. Das ging in diesem Fall relativ schnell, und es begann unmittelbar ein Prozess, der zunächst nichts mit dem Thema Lernen zu tun hatte. Im weiteren Verlauf zeigte sich aber klar, dass es um das Bedürfnis nach Erholung zwischen den Lernphasen und einen großen Erwartungsdruck ging, der ihm nicht ganz bewusst war.

Hätte das Gazespotting keine relevante Augenposition gebracht, hätte ich den Zeigestab nehmen können, und wir hätten gemeinsam nach Reflexen (äußeres Fenster) bzw. der Klient nach seinem Felt Sense (inneres Fenster) zu einer relevanten Augenposition suchen können.

Ich finde diesen Zugang zur therapeutischen Arbeit enorm entlastend, weil man auch ohne offizielle Themen sehr gut arbeiten kann. Die Anwendung des Unsicherheitsprinzips findet hier volle Entfaltung. Natürlich braucht man zu Beginn etwas Vertrauen und eine gewisse »Coolness«, an einem Prozess dranzubleiben, wenn scheinbar nichts passiert. Mit der Zeit kann man dann aber so viele Erfahrungen sammeln, dass »es« klappt, dass ich mittlerweile nicht mehr wüsste, welche Situation in der »Themenfindung« mich stark beunruhigen würde.

Wichtig ist, zu unterscheiden, ob die Klient:innen grundsätzlich »fokussieren« – also fokussiert aktiviert sind – oder nicht. Manchmal sagen sie, dass »es langweilig ist«, manchmal werden sie ein bisschen auf die Therapeut:innen wütend, weil »sich nichts tut«. Gleichzeitig hat man als Beobachter:in dabei oft den Eindruck, dass die Klient:innen hoch fokussiert sind. Und in 99 % der Fälle ergibt sich daraus ein therapeutisch nutzbarer Prozess, wenn man in der Rolle der Behandlerin versteht, dass ein fokussierter Blick zu einer fokussierten Aktivierung und diese zum Prozess fokussierter Achtsamkeit führt. Und selbst wenn es zu keiner eindeutigen relevanten Augenposition kommt, kann ein therapeutisch nutzbarer Prozess entstehen, wie ich in folgendem Fallbeispiel zeigen möchte.

Fallbeispiel: Mann mit schwerer depressiver Episode »hat« kein Thema

In meiner Zeit auf der Akutpsychiatrie arbeitete ich mit einem Mann, der aktuell eine schwere depressive Episode erlebte. Er hatte das Gefühl, absolut nichts empfinden zu können. Ich bot ihm an, ein kleines Experiment zu wagen.

Ich wählte Gazespotting als Zugang, weil seine Augen beim Angebot des Zeigestabs nicht wirklich auf diesem geblieben waren. Der Blick seiner Augen wanderte rastlos durchs Zimmer. Seine Rückmeldung auf meine Frage, was er gerade wahrnehme, war immer: »Nein, ich nehme nichts wahr.« Ich hatte jedoch den Eindruck, dass er »irgendwie fokussiert« sei. Und so verbrachten wir ca. 30 Minuten damit, dass er seinen Blick im Zimmer herumwandern ließ, ich ihn zwischendurch fragte, was er wahrnehme, und dann auch, was er in seinem Körper während des Umherwanderns seiner Augen wahrnehme. Auch wenn er jedes Mal sagte, dass er nichts wahrnehme, war der Mann erstaunt, dass er sich am Ende der Sitzung ein bisschen weniger schlecht fühlte.

Wie hoch oder niedrig das Niveau der Aktivierung auch sein mag: Im Brainspotting wird in den Prozess vertraut und als nächster Schritt das Ausmaß des subjektiv erlebten Unbehagens auf einer Skala von 0 bis 10 bestimmt (Grand 2021). Diese SUD-Skala findet auch im EMDR und anderen Methoden Anwendung.

Schritt 3: Die SUD-Skala

»Auf einer Skala von 0 bis 10: Wie stark spüren Sie die Aktivierung?« oder

»Auf einer Skala von 0 bis 10, bei der 0 so etwas bedeutet wie ›keine spürbare Belastung‹ und 10 für ›sehr starke spürbare Belastung‹ steht, wo würden Sie das, was Sie gerade empfinden, einordnen?«

Dieser Bewertungsprozess soll den neokortikalen Aspekt des bewussten Erfahrens numerisch aktivieren. Er trägt keine Bedeutung in sich (Grand 2021). Auch wenn er subjektiv ist, bietet der SUD-Wert die Möglichkeit einer Einschätzung, die man zwischendurch immer wieder vornehmen kann oder auf die man am Ende der Sitzung noch einmal zurückkommt.

> »Sollten die SUD-Werte während des Prozesses ansteigen, ist das kein Hinweis auf ein Problem, sondern es hilft, dissoziative Schranken aufzuspüren, die unverarbeitete Traumen schützen, und sich an diese heranzutasten. Eine solche Erhöhung der SUD-Werte zeigt im Grunde, dass der Prozess funktioniert, indem er sich seinen Weg in das Trauma bahnt, das tief im Subkortex vergraben ist« (Grand 2021; Übers. 2023: S. Autenrieth).

Die Arbeit mit der SUD-Skala kann für manche Klient:innen von Vorteil sein, wenn es um die Einschätzung von Veränderungen bzw. Fortschritten geht. Außerdem kann die SUD-Skala Klient:innen als hilfreiches Tool zur Reflexion und Selbstbeobachtung dienen. Sie lernen, ihre eigenen emotionalen Zustände oder ihr Belastungserleben zu beobachten und Veränderungen zu erkennen. Für die Therapeut:innen vermag die SUD-Skala wertvolle Hinweise in Bezug auf den Beziehungsrahmen, der angeboten wird, zu bieten. Im Allgemeinen wird sie jedoch so wenig wie möglich, aber so oft wie nötig eingesetzt. Wenn mit dem Aktivierungsmodell gearbeitet wird, fragt im Anschluss an die

Beurteilung der Aktivierung auf der SUD-Skala die Therapeut:in nach dem körperlichen Erleben dazu.

Schritt 4: Felt Sense (of Dysregulation)

Aktivierungszugang: »Wo spüren Sie die Aktivierung (jetzt) in Ihrem Körper?«

Das ist nach Grand (2021) ebenfalls eine rein neuroexperienzielle Frage. Mit ihr wird der Fokus gezielt auf die zum Thema gehörenden Körperempfindungen gelenkt. Durch die Betonung dessen, dass es um Wahrnehmungen im Hier und Jetzt geht, soll es dem Klienten ermöglicht werden, sich auf die Aktivierung derjenigen neuronalen Netze einzulassen, die mit dem Anliegen/Thema bzw. den damit in Verbindung stehenden Erinnerungen verknüpft sind. Es wird akzeptiert, was auch immer die Person darauf antwortet, da sie ihr eigenes System am besten kennt.

Die Fokussierung des neurobiologischen Rahmens

Da ein Brainspotting-Prozess in dem Moment beginnt, wenn die Klient:innen den Praxisraum betreten, setzen auch schon hier die neugierigen Beobachtungsprozesse der Therapeut:innen ein. Spätestens mit der Frage nach dem Felt Sense wird jedoch die Beobachtung der Augenbewegungen in den Vordergrund gerückt, weil nun eine Aktivierung in Bezug auf das Thema und ein Bezug zum körperlichen Erleben der neuronalen Netze hergestellt wurde. Der letzte Schritt auf dem Weg zum Zustand fokussierter Aktivierung ist die Verbindung mit der relevanten Augenposition.

Schritt 5: Die relevante Augenposition finden – Zugangsspots

- das äußere Fenster
- das innere Fenster
- Gazespotting
- fortgeschrittene Zugangstechniken (vgl. Abschn. 4.3)

Es geht nun um den Aufbau des neurobiologischen Rahmens im Sinne der zweifachen Rahmung.

> »Während Klient:innen die Aktivierung in ihrem Körper beobachten, reagiert ihr visuelles System gleichzeitig mit Augenreflexen, visueller Orientierung und spontanem Fixieren bestimmter Blickrichtungen. Diese Augenphänomene registrierten wir bei Brainspotting blitzschnell und greifen sie auf, sei es mit oder ohne Zeigegerät. Was wir damit gewinnen, das ist ein subkortikaler Zugang bis hinunter zur Mittelhirnebene der visuellen Schicht der Colliculi superiores: Es wird sozusagen die richtige ›Akte‹ gefunden und durch Aufrechterhalt des Fixierens offen gehalten – ein unglaublich ausgeprägter ›Neuro‹-Prozess innerhalb des neuroexperienziellen Modells, der den Rahmen für eine wirkungsmächtige, fokussierte, achtsamkeitsbasierte Heilungsreise abgibt« (Grand 2021; Übers. 2023: S. Autenrieth).

Schritt 5a: Zugang über das äußere Fenster

Wenn mit dem äußeren Fenster gearbeitet wird, um den Brainspot zu finden, beobachten die Therapeut:innen von Anfang an sowohl Augenbewegungen als auch andere körperliche Regungen der Klient:innen »von außen«. Ist die Person aktiviert, bewegt die Therapeut:in den Zeigestab in Augenhöhe auf der x-Achse, wobei man entweder rechts oder links beginnen kann. Wiederholt sich an einer bestimmten Stelle ein Reflex, kann man davon ausgehen, dass sich hier ein Brainspot befindet. Hinweise darauf können verschiedene körperliche Reaktionen geben wie etwa: Zuckungen bei den Augen, Blinzeln, eine Veränderung der Pupillen, Augenfixierungen, Gähnen, Husten, Stirnrunzeln, Lächeln, Räuspern, Verändern der Körperhaltung, Nicken mit dem Kopf, Hand- oder Fußbewegungen usw.

Schritt 5b: Zugang über das innere Fenster

Bei der Arbeit mit dem inneren Fenster geht man zunächst vor wie bei der Arbeit mit dem äußeren Fenster – nur dass der Klient dabei gebeten wird, zu artikulieren, wann und wo die Belastung am stärksten und deutlichsten im Inneren spürbar ist. Dazu wird auch noch die y-Achse des Zeigestabs »gescannt«, indem der Pointer auf dieser Achse nach oben und unten bewegt wird, um den Brainspot mit der meisten Aktivierung oder einfach mit dem besten Zugang zur Aktivierung auszumachen. Während die Therapeut:in den Zeigestab bewegt, liegt es also an den Klient:innen, die Position zu finden, bei der der Brainspot am deutlichsten spürbar wird.

Schritt 5c: Zugang über Gazespotting

Beim Gazespotting wird das Finden des Brainspots nahezu zur Gänze den Klient:innen überlassen – sie werden gebeten, die Augen umherschweifen zu lassen, bis sie an einem bestimmten Punkt und in einer speziellen Augenposition gewissermaßen wie von selbst hängen bleiben. Oder die Person wird gebeten, noch einmal auf den Punkt zu schauen, auf den sie nach Beobachtung der Therapeut:in schon während des Erzählens und Schilderns des Themas geschaut hat. Aus meiner Sicht können Sätze hilfreich sein wie: »Lassen Sie jetzt Ihre Augen einfach umherschweifen oder den Punkt suchen, wo Sie das Gefühl haben, da liegt etwas Interessantes, Hilfreiches. Und dann bleiben Sie einfach dort«, »Es kann sein, dass Ihre Augen ganz von alleine an einem Punkt bleiben, und Sie müssen auch gar nicht wissen oder verstehen, warum das so ist«. Es kann auch förderlich sein, darauf hinzuweisen, dass die Augen an diesem Punkt nichts Besonderes erkennen oder sehen müssen, sondern dass es vielmehr um die Augenposition geht.

Das Prozessieren im Brainspotting

Sind die Schritte, wie sie oben beschrieben wurden, getan – also sind Aktivierung, Einordnung auf der SUD-Skala, Felt Sense und das Verbinden mit einem Brainspot erledigt –, beginnt der Verarbeitungsprozess der fokussierten Achtsamkeit. Jetzt geht es ans Beobachten der Selbstregulationsprozesse und es beginnt die Phase, in der der Organismus des Klienten gewissermaßen übernimmt und auf eine innere Entdeckungsreise geht, um eine bessere Regulation zu ermöglichen. Praktisch bedeutet das, dass der Klient seinen Blick genau auf der Position halten soll, die als Brainspot ermittelt wurde, und dazu angeleitet wird, den Zustand der fokussierten Achtsamkeit gut beizubehalten. Die Aufgabe des Klienten ist es, zu beobachten und wahrzunehmen, was sich tut, was vor sich geht, was auftaucht, ohne den Prozess aktiv zu beeinflussen. Folgende Formulierung kann dabei verwendet werden:

Schritt 6: Einladung zum fokussiert-achtsamen Verarbeiten

»Wenn Sie auf den Punkt schauen, möchte ich, dass Sie beobachten, wohin Ihr Geist geht, wo immer dies auch sein mag. Diese Beobachtung ist eine Form der Achtsamkeit. Sie steuern nicht, wo Ihr Geist hingeht – es geschieht einfach. Wohin er geht, kann für Sie Sinn ergeben oder auch nicht, das spielt keine Rolle. Ihr tieferes Gehirn weiß, was zu tun ist. Das ist wie beim Atmen. Gedanken, Erinnerungen, Gefühle oder körperliche Empfindungen kommen und gehen vielleicht. Bewerten Sie diese nicht, lassen Sie sich einfach darauf ein und folgen Sie Ihrem Gehirn. Vertrauen Sie Ihrem Instinkt« (Grand 2017, S. 132).

Es bewährt sich, den Klient:innen anzubieten, dass es sowohl möglich ist, auszusprechen, was passiert, als auch dies für sich in der Stille tun zu können. Sie können auch vorher explizit darauf hinweisen, dass man als Begleiter:in vielleicht eine Frage stellen wird, wenn man zum Beispiel eine Körperregung beobachtet, dass es aber auch da wichtig ist, so gut es geht, auf sich zu hören, ob es gerade im Prozess, in dem man ist, passt, die Frage zu beantworten, oder ob man sie lieber einfach so stehen lässt. Genauso wichtig kann es für Klient:innen sein, noch einmal zu hören, dass man das, was folgt, gemeinsam macht, auch wenn es vielleicht für eine recht lange Zeit im Prozess still sein könnte. Angemerkt werden kann auch, dass es einen skeptischen Teil in einem geben könnte, der das irgendwie ein bisschen eigenartig findet, hier zu sitzen und auf einen Punkt zu schauen.

All dies kann dazu beitragen, dass die Klient:innen den Zustand der fokussierten Aufmerksamkeit gut aufrechterhalten können, innerhalb dessen die gewünschte Selbstregulation möglich wird. Mit der Zeit bekommt man als Therapeut:in ein gutes Gefühl, wie viel – oder noch besser: wie wenig – Unterstützung die Klient:innen brauchen.

Die Klient:innen sollten jedenfalls das Gefühl entwickeln, gut gestützt, begleitet und unterstützt zu sein, auch wenn die Therapeutin vielleicht sehr passiv wirkt, was jedoch eine hochaktive Form der Präsenz ist. David Grand (2017) nennt das, was Klient:innen von ihren Therapeut:innen dabei erleben sollen, »miterlebende Präsenz«, auch wenn diese schweigen. Dass die Therapeut:innen in einer sehr präsenten und aufmerksamen Haltung den Prozess begleiten, soll hier also noch einmal betont oder wiederholt sein. Manchmal ist aus meiner Sicht auch der deutliche Hinweis wichtig, dass man während des Prozessierens als Klient:in nichts falsch machen kann, sondern dass es im Gegenteil oft sehr interessant ist, zu sehen, wie scheinbar unbedeutsame oder als falsch erscheinende Wege zu einer Lösung eines Problems führen können. Das eingestimmte Zuhören ist aufseiten der Therapeut:innen eine wichtige Intervention, weshalb an dieser Stelle Interventionsprinzip 2 im Brainspotting vorgestellt werden soll.

Interventionsprinzip 2: Eingestimmtes Zuhören im Prozess fokussierter Achtsamkeit

Es geht darum, »aufmerksam und konzentriert zuzuhören, was die Klienten uns sagen, und indem wir nicht annehmen, wir könnten sonst noch etwas erkennen. Wir nehmen genau das auf, was sie sagen, und in der Reihenfolge, in der sie es sagen. Das ist alles – alles andere ist eine Annahme, die uns durch die Prozesse unseres eigenen Gehirns aufgedrängt wird oder zu der sie uns verleiten« (Grand 2017, S. 94).

David Grand beschreibt in seinem Buch, dass er im Laufe der Zeit gelernt hat, ganz anders zuzuhören, als er es früher getan hatte:

> »Ich denke heute die ganze Zeit an ihr Gehirn [das der Klient:innen; Anm.: A. K.] und sehe und fühle die Informationen, die die langen, komplexen synaptischen Bahnen entlangfließen. […] Und es hat

> mir gezeigt, dass das, was ich dachte, was der Klient mitteilte, oft etwas ganz anderes ist als das, was ich geglaubt hatte« (Grand 2017, S. 93).

Grand beschreibt außerdem, wie hilfreich es für ihn ist, sich immer wieder bewusst zu machen, dass er bei einer Billiarde Verbindungen, die es im Gehirn gibt, unmöglich wissen kann, was darin wirklich vorgeht. Im Brainspotting ist es demzufolge wichtig, sich ständig um ein »leeres Bewusstsein« zu bemühen, aufmerksam und konzentriert zuzuhören und zu beobachten und dabei eben nicht anzunehmen, sonst noch etwas erkennen zu können. Das verlangt natürlich viel Konzentration und Übung von den Begleiter:innen.

Wie kommt es nun aber, dass Therapeut:innen überhaupt irgendetwas »wissen« bzw. von den Klient:innen erfahren können? Wie schaut dieses Zuhören im Brainspotting aus? Wie das obige Zitat zeigt, sollen wir im Prozess fokussierter Achtsamkeit Wort für Wort und Satz für Satz zuhören, wenn wir mit Klient:innen kommunizieren, da sonst ein Risiko besteht, den Sinn zu verändern. »Dieses reflektierende, spiegelnde Zuhören kann helfen, sowohl die Seele als auch das Gehirn zu heilen, wenn es konsistent und lange genug erfolgt« (Grand 2017, S. 95). Zu diesem Prozess des Zuhörens passt natürlich auch die Kometen-Metapher, weshalb wir hier vielleicht auch vom »Kometen-Prinzip« des Zuhörens sprechen könnten, was aber kein offizieller Brainspotting-Begriff ist.

Vielleicht kennen Sie Beschreibungen, z.B. aus dem EMDR, wo unterschiedliche Szenarien beschrieben werden und wie darauf reagiert werden kann (vgl. Hofmann 2009). Wie Sie mittlerweile wahrscheinlich schon erahnen können, geht es um all das beim Brainspotting – zumindest vordergründig – nicht.[61] Es geht

61 Aus meiner Sicht ist es sicher nicht verwerflich, mögliche Muster von Prozessverläufen zu kennen, und dieses Wissen verhindert auch meines Erachtens nicht, sich als Therapeut:in auf einen Prozess »ohne Vorannahmen« einlassen zu können. Es ist jedoch meiner Beobachtung nach auch festzustellen, dass viele Kolleg:innen bereits früh in der Ausbildung zu EMDR wechseln, weil sie dort mehr an »Struktur« angeboten bekommen.

darum, den Rahmen für den Zustand fokussierter Aktivierung zu schaffen.

Aber was passiert dann, während man »nichts« tut? Nun, das »Geschehenlassen« von allem, was im Erleben auftaucht. Und was dann passieren kann, ist höchst unterschiedlich – manche Klient:innen sehen Szenen und Situationen aus ihrer Vergangenheit noch einmal oder erleben sie in schneller Abfolge durch, manche sehen Bilder oder Symbole, einige spüren belastende Gefühle erneut stärker im Körper, wieder andere beschreiben, dass sich bei dem Punkt, auf den sie schauen, etwas bewegt, dass ein Schleier kommt oder geht oder Ähnliches. Andere beobachten, dass unterschiedlichste Gedanken kommen und gehen. Einige erleben im Prozess möglicherweise auf ganz abstrakter Ebene etwas, das mit ihrem Thema zu tun hat. Manche beschreiben, dass sich gefühlt »etwas lösen würde«, oder es tauchen Ideen und Lösungen auf. Bisweilen entstehen auch Sätze oder Entschlüsse, die sehr klar formuliert und ausgesprochen werden können, wie etwa »Ich muss einfach auf mich hören. Dann passt das schon«. Oder ergibt sich etwas, das man als stärkenden Satz in den Alltag mitnehmen kann. So hat dies zum Beispiel eine Klientin getan, die – ihr Punkt lag im Freien, sie sah aus dem Fenster auf eine graue Wand, auf der Efeu wuchs – spontan sagte: »Sogar auf der kahlsten Wand kann etwas wachsen. Ja! Sogar auf den kahlsten Wänden!«

Wichtig ist dabei, zu verstehen, dass Menschen *immer* prozessieren. Dies ist – aus Grands Sicht – eine ganz andere Sicht auf Psychotherapie, da dem, was zwischen den eigentlichen Sitzungen passiert, sehr viel Aufmerksamkeit geschenkt wird. Die meisten Änderungen ereignen sich außerhalb der Sitzung, und diese sind nicht immer verbalisierbar. Wichtig ist, dass die Klient:innen spüren, dass »etwas anders ist«. In der grundsätzlichen Idee von Brainspotting muss in einer Folgesitzung nicht notwendigerweise nach einer Veränderung gefragt werden, weil man annimmt, dass diese ohnehin eintritt. Es muss auch nicht darauf hingewiesen werden, woran in der letzten Sitzung gearbeitet wurde. Der Therapeut sollte trotzdem darauf achten, wo sich die Person »seit ihrer Abreise befindet« und wo sie jetzt ist (Grand 2022c).[62]

Dass Menschen immer prozessieren, bedeutet auch, dass dieses innerhalb der Therapiesitzung ein »dualer« Prozess ist. Die Therapeut:innen haben ihren eigenen Rahmen – sowohl therapeutisch als auch persönlich, besonders mit der eigenen Geschichte traumatischer Erfahrungen. Dies ist vor allem in Hinblick auf die bereits erwähnte »limbische Gegenübertragung« wichtig, die in Abschnitt 5.5 erläutert wird. Es passiert während des Prozessierens immer wieder, dass man als Therapeut:in abdriftet und den Fokus verliert. Die Klient:innen beeinflussen die Therapeut:innen mindestens genauso, wie es umgekehrt der Fall ist. Der Unterschied ist, dass es in der therapeutischen Beziehung um die Bedürfnisse der Klient:innen geht und dass Therapeut:innen lernen müssen, ihren Prozess demgemäß zu beobachten und zu regulieren (Grand 2022d).[63]

Letzten Endes sind es auch die Klient:innen, die bestimmen, wie viel Verarbeitung genug ist. Natürlich kann man als Therapeut:in das Gefühl haben, dass die Klient:innen mehr aus dem Prozess hätten herausholen können, und bei anderen mag sich der Eindruck einstellen, dass man gar nicht weiß, warum die Patientin eigentlich noch kommt. Wenn jemand Grand fragt, wie lange die Therapie dauern wird, sagt er: »Was Sie hineinstecken, kommt am Ende auch heraus. Und wenn Sie mit dem Zug nach New York wollen und in Pittsburgh aussteigen, dann sind sie eben in Pittsburgh.« Aber man könne letzten Endes nicht wissen, ob nun New York oder Pittsburgh besser wäre. Die Klient:innen müssen selber das Gefühl haben, was für sie richtig und zeitlich angemessen ist (Grand 2022d; Übers.: A. K.).[64]

Therapeut:innen sind aufgrund ihrer Sozialisation in ihren Ausbildungssystemen gewohnt, nach positiven Ergebnissen zu suchen. Grand hält das für eine grundlegende Haltung westlicher Therapiesysteme, bei denen es darum ginge, dass man wie

62 Ca. Minute 29:30.
63 Ca. Minute 48:00.
64 Ca. Minute 43:00.

auf Knopfdruck ein bestimmtes Ergebnis erziele. Gleichzeitig wollen Therapeut:innen verständlicherweise auch spüren, gute Arbeit geleistet zu haben. Brainspotting versucht, davon wegzukommen und dorthin, dem Prozess der Klient:innen voll und ganz zu vertrauen (Grand 2022d).[65]

Wenn Klient:innen vor dem Prozessieren zurückschrecken ist es wichtig, immer wieder auf die Weisheit des Gehirns hinzuweisen:

> »Reagieren Sie nicht auf Ihre Reaktionen. Beobachten Sie sie, neugierig und wissbegierig, und schauen Sie zu, wohin sie führen« (Grand 2017, S. 132).

So könnte eine Formulierung klingen, die dabei hilfreich sein mag, wenn Klient:innen im Prozess Unterstützung benötigen. Eine weitere solche Formulierung finden Sie unter dem Interventionsprinzip 3 in Abschnitt 5.2. Die Beobachtung innerer Prozesse sowohl aufseiten der Klient:innen als auch aufseiten der Therapeut:innen ist eine der wichtigsten Interventionen im Brainspotting. Als Therapeut:in ist man in dieser Phase gefordert, sich immer wieder neu einzustimmen, um »im Schweif dieses Kometen« zu bleiben. Generell beschreibt David Grand (2017, S. 98) die Rolle von Begleiter:innen an dieser Stelle so:

> »Sie besteht – unabhängig davon, welcher Zugang von Brainspotting genutzt wird – darin, dem Klienten eine Struktur des Eingestimmtseins und des Spiegelns zu bieten, die ihn auffängt und stützt. Dazu schafft der Therapeut einen Rahmen, der den Klienten in seiner eigenen inneren Erfahrung hält und definiert.«

Die Klient:innen sollen während dieses Prozesses dazu angeleitet werden, zu erkennen, dass das, was ihr Körper und ihre Emotionen ihnen mitteilen, ein relevantes und bedeutsames Feedback ist (Grand 2017). Eine sehr wichtige Fähigkeit beim Zuhören ist das Beobachten. Beobachten kann man etwa kleine Reize wie fast unmerkliche Bewegungen, Zustandsveränderungen, Gefühlsregungen. Achten kann man auch gut auf Schlüsselwör-

65 Ab ca. Minute 35:00.

ter, etwa solche, die immer wieder genannt werden oder überraschend auftauchen, oder auch auf Kernbotschaften, die sich möglicherweise von dem unterscheiden, was vorher besprochen worden war, die aber ein starker Hinweis auf zentrale Bedürfnisse sein können.

Zurück zum Ausgangsthema der Sitzung, das »Auspressen der Zitrone« und die Einbeziehung des Neokortex

Die Verarbeitung einer Belastung über einen Brainspot soll irgendwann dazu führen, dass der Belastungsgrad (der am Anfang abgefragt wurde) auf null sinkt.[66] Grundsätzlich empfiehlt David Grand, so lange weiterzuarbeiten, bis keine Aktivierung gespürt und keine Belastung mehr auf der Skala genannt wird, sie also auf null gesunken ist. Ist er das noch nicht, bittet man den Klienten erneut, an das belastende Thema oder die Ursprungssituation zu denken bzw. sich dazu zu aktivieren. Es kann auch auf die entsprechende Körperempfindung fokussiert werden, bevor eine weitere Verarbeitungsphase über den Brainspot begonnen wird. Man kann dann die Klient:innen bitten, in ihrer Vorstellung zum Ausgangsthema zurückzukehren.

Schritt 7: Zurück zum Ausgangsthema

»Ich würde Sie nun bitten, in Ihrer Vorstellung wieder zum Ausgangsthema zurückzugehen und zu beobachten, ob Sie in der inneren Erfahrung einen Unterschied bemerken.«

In den meisten Fällen wird berichtet, »dass es sich weiter weg anfühlt« oder nicht mehr in der gleichen Intensität und nicht selten gar nicht hergeholt werden kann. An dieser Stelle könnte man auch den SUD-Wert verwenden, um den Klient:innen zu ermöglichen, einen Unterschied festzustellen, wenn ihnen eine qualitative Beschreibung nicht möglich ist. Dem Leitbild der Null folgend wird dann aber noch einmal versucht, die

66 Grand spricht auch vom *Concept of Zero*, dem »Leitbild der Null«, womit gemeint ist, dass eine Aktivierung von null auf der SUD-Skala grundsätzlich bei allen Themen möglich (aber nicht notwendig) ist (Grand 2017).

Klient:innen zu motivieren, die Belastung in Bezug auf das Thema zu aktivieren. Wie bei einer Zitrone ist man bestrebt, auch den letzten Rest »noch herauszupressen«.

Schritt 8: Auspressen der Zitrone

»Wenn es für Sie passt, würde ich Sie bitten, auf irgendeine Art noch einmal zu versuchen, eine Aktivierung in Bezug auf das Thema herzustellen. Vielleicht finden Sie noch Gedanken, Gefühle oder sonst etwas, das Ihnen dabei hilft.«

Natürlich kann es in der täglichen Praxis sein, dass die vereinbarte Zeit für die Sitzung es nicht ermöglicht, tatsächlich das vollständige »Auspressen der Zitrone« anbieten zu können. Das muss aber kein Problem sein, wenn man daran denkt, dass die Selbstregulationsfähigkeiten einer Person, die ja immer da sind und nicht an einer Praxistür wieder abgegeben werden, auch außerhalb und nach Beendigung einer Sitzung imstande sind, den Prozess fortzusetzen.[67]

Sollte noch Zeit sein[68] und/oder bei den Klient:innen ein Bedürfnis bestehen, über den Prozess zu sprechen, kann auch das gemacht werden.

Schritt 9: Einladung des Neokortex (Backloading)

»Was nehmen Sie aus dieser Sitzung mit?«

Damit kann man den Prozess Revue passieren lassen und den Klient:innen gegebenenfalls *brainformation* liefern.[69]

---

67 Gegen Ende einer Sitzung kann es manchmal hilfreich sein, auf einen für den Moment stimmigeren Punkt umzufokussieren und dort weiterzuarbeiten. Das ist jedoch eine subjektive Entscheidung der Therapeut:innen. Diesen Punkt bzw. diese Augenposition können Klient:innen dann für die Selbstarbeit zu Hause nutzen, und man kann sie auffordern, immer wieder im Alltag für 5 bis 10 Sekunden diese Augenposition aktiv einzunehmen.

68 Aus meiner Sicht sind ein gutes Zeitmanagement und Gespür für die noch vorhandene Zeit für das Prozessieren sehr wichtige Aspekte.

69 Dieser Begriff soll Brainspotting- und hirnbezogene »Produktinformation« bezeichnen.

5.2 Weitere Interventionsprinzipien für den Prozess der fokussierten Achtsamkeit

Die wichtigste Intervention und gleichzeitig die Ressource für den ganzen Brainspotting-Prozess ist – wie mittlerweile oft betont – die achtsame Präsenz der Therapeut:innen, die sich besonders stark über die eingestimmte Beziehungsgestaltung (Interventionsprinzip 1) und das hochaktive Zuhören (Interventionsprinzip 2) ausdrückt, die dabei helfen, einen therapeutischen Rahmen für innere Verarbeitungsprozesse zu schaffen. Ein großes Interventionsziel besteht weiterhin darin, den Klient:innen bei ihrem Prozess zu folgen und möglichst viel Raum für deren Prozesse zu schaffen. Für das gesamte Vorgehen gibt es Leitlinien (statt eines Protokolls) und Interventionsprinzipien (statt Interventionstechniken), die bei der Orientierung helfen sollen.

David Grand hat in einem meiner ersten Brainspotting-Seminare[70] mit ihm selbst noch von »Brainspotting-Prinzipien« gesprochen. Ich weiß nicht, ob er das noch exakt so macht bzw. diese heute weiterhin als solche benennt. Die hier beschriebenen Prinzipien stellen also meine persönliche Auswahl dar. Dennoch sind es Kernaussagen, die auch heute noch im Brainspotting verwendet werden.

Eine der wichtigsten Aussagen über Interventionen habe ich ebenfalls in einem meiner ersten Seminare mit David Grand gehört, die, wie ich finde, als Haltung eine ideale Richtschnur aufzeigen kann. Grand sagte damals: »Technik ist wie ein glitzerndes Objekt.« Glitzernde Objekte ziehen rasch die Aufmerksamkeit auf sich, aber sie sagen nichts über den Wert des Objekts aus. Insofern gilt es zu verstehen, dass die Hauptinterventionen im Brainspotting das neugierige Beobachten und das Weiterziehenlassen von allem sind, was so wahrgenommen wird. Darauf kann man die Klient:innen hinweisen, wenn sie eine:n erwartungsvoll anschauen und auf eine verbale Reaktion vonseiten der Therapeut:innen warten. Interventionsprinzip 3 ist somit auch eine Empfehlung

70 Das muss um das Jahr 2013 herum gewesen sein.

an die Klient:innen, den Impulsen, Bildern usw., die aus ihrem Inneren auftauchen, mit ihrer Aufmerksamkeit zu folgen:

Interventionsprinzip 3: Neugieriges Beobachten

»Folgen Sie dem, was Sie wahrnehmen, und beobachten Sie, wo es Sie hinführt.«

Was ich an Brainspotting schätze, ist, dass es sprachliche Interventionen auf ein Minimum reduziert. Wie Sie bemerken, wird das wahrgenommene Phänomen nicht genauer exploriert, um Informationen zu bekommen. Dieses Prinzip impliziert, dass das aufmerksame Beobachten an sich schon therapeutisch ist. Allzu oft versuchen Klient:innen, »das Störende« zu verändern – sei es durch den Versuch der Kontrolle oder der Änderung der Gedanken oder Bilder, durch »Wegatmen« etc. Und in der Tat kann das hilfreich sein. Dennoch ist es meiner Meinung nach eine große Erweiterung der Interventionskompetenz, wenn Klient:innen lernen, unangenehme Impulse zu beobachten, anstatt sie wegzuschieben. Dazu passt das nächste Interventionsprinzip:

Interventionsprinzip 4: Der (Selbst-)Regulation folgen

»Folge der Regulation, anstatt zu pendeln!«[71]

Im Somatic Experiencing (SE)®, aber auch in vielen anderen Verfahren und Methoden (z.B. in der Hypnosystemik) geht es darum, aktiv zwischen einem Problem- und einem Lösungszustand zu pendeln (Levine 2012), um »Traumanetzwerke« mit gesunden oder, neutraler gesagt, anderen neuronalen Netzen zu verbinden. Brainspotting bietet hier als Alternative an, zu warten, bis das von selbst passiert. Und es ist enorm spannend, wie oft das tatsächlich geschieht, selbst bei Prozessen, bei denen man vielleicht versucht wäre, mit einer Intervention – besonders mit Ressourcentechniken – zu helfen.

71 Die englische Ausdrucksweise ist deutlich knackiger: *Follow regulation, no pendulation.*

Dieses Interventionsprinzip ist jedoch kein Satz, den Sie zu Ihren Klient:innen sagen können. Dieses Prinzip dient eher als innere Richtschnur für die Therapeut:innen. Wie bereits geschildert, betrachtet Grand Brainspotting schon als Methode per se als sehr ressourcenorientiert. D.h., durch die Auswahl des Setups und die Titration der Aktivierung wird schon sehr viel Vorarbeit geleistet. Zusätzlich wird über den Grad der Interaktion gemeinsam mit den Klient:innen der therapeutische Rahmen gestaltet. Deswegen wird den Selbstregulationsprozessen so viel Zeit gegeben, wie sie eben brauchen. Und daher richtet sich Prinzip 4 an die Therapeut:innen, nicht beim ersten Auftauchen des Impulses etwas tun zu wollen oder in den Prozess verbal einzugreifen.

Interventionsprinzip 5: WAIT!

WAIT ist gleichzeitig eine Aufforderung und ein Akronym. Es steht für: »**W**hy **A**m **I** **T**alking?«

Die Therapeutin Susan Pinco hat das WAIT-Prinzip geprägt und ausführlich beschrieben (Wolfrum 2020). Mit dieser an sich selbst gerichteten Frage kann der Therapeut ausloten, ob er – um im Brainspotting-Jargon zu bleiben – noch »in der Spur des Kometen« ist oder ihn vielleicht schon längst überholt hat. Dadurch, dass man sich auf das Warten besinnt und die eigenen inneren Prozesse beobachtet, bekommt man über die Zeit wichtige Informationen über sich selbst und die eigenen Bedürfnisse im Verlauf. Häufig stellt sich heraus, dass Therapeut:innen die Intervention mehr zu ihrer eigenen Beruhigung bräuchten. Das würde man im Brainspotting, das wie bereits erwähnt, tiefenpsychologisch geprägt ist, als »limbische Gegenübertragung« bezeichnen.[72] Eine Deutung würden Psychoanalytiker:innen jedoch auch nicht sofort in dem Moment einbringen, in dem sie in ihrem Gewahrsein auftaucht. Eine wichtige Lernerfahrung, wenn man sich auf fokussierte Prozesse und auf das »Nicht-

72 Eine Beschreibung des Konzepts finden Sie in Abschnitt 5.5.

Intervenieren« einlässt, besteht darin, ein Gespür für das richtige Timing einer Intervention zu entwickeln.

David Grand (2017) schreibt, dass es in Therapien oft auch darum gehe, zu lernen, was man alles schaffe, *nicht* zu sagen. Mir gefällt diese Haltung sehr gut, weil die therapeutische Sozialisation oft vorgibt, dass man bestimmte Methoden und Techniken lernen muss. Der umgekehrte Weg ist meiner Meinung nach genauso wichtig. Also dass man lernt, wo man besser keine Methode oder Technik anwendet, weil die Klient:innen in der Regel alle Kompetenzen mitbringen, die für einen besseren Umgang mit ihrem Thema wichtig sind. Deswegen würde ich die obige Aussage erweitern: »Was kann ich heute in der Therapie alles *nicht* sagen, um den Klient:innen möglichst viel Raum zu geben, die eigene Selbstwirksamkeit zu erleben?«

Um Missverständnissen vorzubeugen, die manchmal entstehen, wenn Menschen in Seminaren oder Vorträgen Brainspotting kennenlernen: Es geht nicht darum, das »Nichts-Sagen« zur eisernen Maxime zu machen. Es sollte eher klar werden, dass das Timing ein zentrales Element für Interventionen ist. Wie bei der Rolle der Dirigentin geht es darum, ein Gespür für den Einsatz und die Pausen zu bekommen, die einem Stück seine Kraft und seine Harmonie geben.

An dieser Stelle möchte ich ein für mich denkwürdiges Fallbeispiel schildern, weil es eine absolut neue Erfahrung war, wie Therapie auch stattfinden kann. Nämlich in Stille.

Fallbeispiel: Zwei Sitzungen in kompletter Stille

In der Therapie mit einer jungen Frau, bei der es allgemein um Beziehungsthemen und speziell um das Thema Schwangerschaft ging, arbeitete ich schon über einen Zeitraum hinweg mit Brainspotting, aber auch mit anderen Zugängen. Das therapeutische System war schon stabil etabliert, und es gab einen guten gemeinsamen Arbeitsmodus. Dennoch war es für mich überraschend, dass es sich im Laufe einer Sitzung ergab, dass ich nach der anfänglichen Überleitung zum Brainspotting-Prozess bis zum Ende der Sitzung kein einziges Wort sprach. Ich war einfach nur präsent, hielt den Zeigestab und versuchte, der Klientin so viel Raum für ihren Prozess zu lassen, wie sie eben benötigte. Sie sagte ebenfalls nichts, die ganze Zeit über.

Auch wenn es im Brainspotting gut sein kann, dass man sich sehr zurücknimmt, ist es doch eher die Ausnahme, dass gar nicht gesprochen wird.

Ich konnte sehen, dass bei der Klientin ein intensiver Prozess lief, ihr Gesichtsausdruck veränderte sich immer wieder, mal atmete sie schwer, mal begann sie kurzzeitig zu weinen. So lief der Prozess dahin. Auch bei der Beendigung des Prozesses, der Terminvereinbarung und der Verabschiedung war es sehr stimmig, nur das Notwendigste zu verbalisieren. Interessant war, dass sich auch bei der folgenden Sitzung der gleiche Ablauf einstellte. Es gab ganz einfach nichts zu sagen, zumindest verbal.

Am Ende dieser Einheit machte ich das Schweigen zum Thema, und die Klientin sagte, dass das genau so gepasst hätte. Sie war überzeugt davon, dass der Prozess anders nicht so rund für sie abgelaufen wäre. Sie gab dem die Bedeutung, dass es für sie darum ging, dass sie selbst schwierige Wege auch alleine meistern könne.

So extreme Perioden des gemeinsamen, stillen Prozessierens sind nicht per se besser oder schlechter als andere therapeutische Prozesse. Dennoch zeigt sich dadurch aus meiner Sicht, dass es nicht immer ausführliche Gespräche über bestimmte Themen braucht.

Aber wie viel Intervention ist nun angebracht? David Grands Antwort darauf ist natürlich wieder nur als Vorschlag zu sehen.

Interventionsprinzip 6: 80:20

Das Verhältnis von nonverbalen Interventionen zu verbalen ist in optimalen Fällen ungefähr 80:20.

Mit nonverbal ist hier in einer engeren Auslegung gemeint, dass man lediglich eingestimmt und präsent zuhört. Nicken, Gesten etc. bezeichnet man auch als »paraverbale Äußerungen« (Gilligan 2017), die schon als verbale Interventionen gelten können. Wenn Sie lange Prozesse der Stille begleiten, werden Sie schnell feststellen, wie stark ein Nicken an einer stimmigen oder gerade nicht günstigen Stelle im Therapieprozess wirken kann.

Grand betont immer wieder, dass Reden nur die Regionen des Gehirns erreicht, die Sprache verarbeiten; die rechte Gehirnhälfte, das Mittel- und das Hinterhirn, wo intuitive, emotionale und körperliche Prozesse hauptsächlich »residieren«, wären damit nicht angesprochen. Außerdem würde der Neokortex zu stark aktiviert[73] (Grand 2017). Insofern kann die 80:20-Leitlinie ein guter Wert sein, den zu erreichen man sich zumindest als Ziel nehmen kann. Was nicht heißt, dass es eine Pflicht wäre, ihn mit allen Klient:innen jederzeit zu erreichen.

Mir persönlich hilft dieses Prinzip immer wieder, und für mich ist es tatsächlich ein Ziel, so oft wie möglich in diese Richtung zu kommen. Es erinnert mich daran, dem eingestimmten Zuhören (Interventionsprinzip 2) große Beachtung zu schenken. Selbst mit den herausforderndsten Aufträgen in den schwierigsten Kontexten (z. B. in der Arbeit mit Menschen mit psychotischem Erleben) ist, davon bin ich überzeugt, so ein Prozess möglich. Zum Glück war der erste meiner Brainspotting-Prozesse, den ich mit einem Menschen erleben durfte, der gerade in einer äußerst schweren psychotischen Episode war, einer der »normalsten« Brainspotting-Prozesse, die man sich vorstellen bzw. wünschen kann. Insofern möchte ich ihn hier anführen.

73 Jeder Hypnotherapeut und jede auf Sprache achtende Therapeutin, die Brainspotting lernt, fühlt sich hier wahrscheinlich nicht gut abgeholt. Es ist bekannt, dass es v. a. bei traumatischen Prozessen Blockaden der sprachlichen Verarbeitung gibt (vgl. van der Kolk 2015). Es braucht hier keine weiteren Argumente dafür, dass Sprache alleine durch paraverbale Begleitaspekte wie Prosodie, Lautstärke und anderes, aber auch durch die Verwendung von Metaphern sog. »tiefere« Hirnprozesse ansprechen kann. Andererseits muss gesagt werden, dass man im Prozess der fokussierten, achtsamen Verarbeitung durchaus beobachten kann, dass Klient:innen sehr sensibel auf Sprache reagieren und leicht irritiert bzw. kurz aus dem Prozess herausgeholt werden können, wenn die Therapeutin nicht gut auf den Prozess eingestimmt ist.

Fallbeispiel: Den Beginn einer Psychose prozessieren

Mit diesem Klienten arbeitete ich auf der Akutstation einer Psychiatrie. Er war schwer suizidal eingeengt und massiv verzweifelt. Sein sogenanntes »Wahnsystem« bestand darin, dass er abgeholt und zerstückelt werden würde. Was ihm zusätzlich sehr schwer zu schaffen machte, war, dass er keine Erinnerung daran hatte, was an dem Tag, an dem »das alles« begonnen hatte, vorgefallen war. Es war klarerweise nicht notwendig, den Klienten um das Thema herum sich selbst aktivieren zu lassen, weil er das ohnehin war. Und er war so verzweifelt, dass er mich beinahe angefleht hatte, ihm therapeutisch etwas anzubieten.

Da der Kontakt mit ihm gut war, er medikamentös fertig eingestellt und im Krankenhaus-Setting einer regelmäßigen Beobachtung unterzogen war, erklärte ich mich bereit, mit ihm eine Brainspotting-Sitzung zu machen. Zu meiner Überraschung war der Prozess, der sich dann entfaltete, ein absolut »gewöhnlicher« Brainspotting-Prozess. Der Klient konnte relativ klare Beschreibungen von Situationen aus seiner Vergangenheit mit einigen stillen Verarbeitungsphasen erleben. Er kam sogar an den Tag, an dem seine Wahrnehmung wahrscheinlich begann, ins psychotische Erleben überzugehen, und er schilderte eine Szene, die sich durchaus so zugetragen haben könnte.

Die Szene selbst war es übrigens nicht, die ihn beunruhigte. Jetzt im Nachhinein merkte er aber, dass sich an diesem Tag etwas grundlegend in seiner Wahrnehmung geändert hatte, und das war es, was ihn zutiefst verunsicherte.

Der Klient blieb weiterhin in seinem psychotischen Erleben, und ich arbeitete noch länger mit ihm, wobei wir Brainspotting nur gelegentlich für eng umschriebene Teilaufträge nutzten. Aber nach dieser Sitzung war er deutlich beruhigter in Bezug auf den Beginn seiner Psychose, weil er zumindest das Gefühl hatte, eine Erinnerungslücke geschlossen zu haben.

Das mag jetzt nicht besonders sensationell klingen, weil der Klient immer noch in seinem psychotischen Erleben war. Dennoch war nach der Sitzung die Arbeit mit ihm anders, was sich in einer deutlich gefestigteren therapeutischen Beziehung zeigte. Sein allgemeiner psychischer Zustand war ein wenig stabiler, und er konnte Vertrauen in den therapeutischen Prozess entwickeln. Bis dahin war er sehr auf angstlösende Medikamente fixiert gewesen.

Nun gut. Bislang ging es um minimale Interventionen. Was tun, wenn mehr erforderlich ist? Da kann das nächste Interventionsprinzip Auskunft geben:

Interventionsprinzip 7: Zweifach gerahmte Interventionen

Jede Intervention kann als zweifach gerahmte Intervention Teil des Brainspotting-Prozesses sein. Man kann fast alle therapeutischen Techniken gleichzeitig anbieten, während die Klient:innen auf einen Brainspot fokussieren.

Brainspotting ist grundsätzlich als offenes Modell gedacht, das darauf ausgelegt ist, mit anderen Methoden kombiniert zu werden (Grand 2017). Grand betont, wie wichtig es ist, dass gute Therapeut:innen wissen, dass sie immer wieder Neues lernen müssen. Gerade im Bereich der Psychotraumatherapie liegt es auf der Hand, dass Therapeut:innen mittlerweile meist nicht nur eine Psychotherapiemethode erlernt, sondern auch viele Fort- und Weiterbildungen absolviert haben. Grands Idee ist es, dass alle gelernten Methoden eingesetzt werden, während der Klient auf den Brainspot fokussiert bleibt. Die Augenposition gibt Halt, egal welche anderen Techniken noch in den Prozess mit einfließen. Durch den Zustand fokussierter Aktivierung – so ist die Hypothese – könne die Wirksamkeit vieler Interventionen erhöht werden.

Dieses Prinzip finde ich spannend und wende es regelmäßig selber an, wenn meine Klient:innen auf einen Punkt fokussiert mit PEP arbeiten (Bohne 2021), ich eine Trance anbiete, Neurofeedback mit ihnen mache und so weiter. Es ist sehr spannend zu beobachten, wie sich all diese Methoden verändern, wenn Klient:innen gleichzeitig auf eine relevante Augenposition fokussieren und vermehrt den Fokus auf innere Wahrnehmungsprozesse legen.

Ein Fallbeispiel aus dem Buch von David Grand eignet sich gut dafür, zwei Dinge zu zeigen: zum einen, wie er Interventionen aus anderen Therapien mit Brainspotting verbindet; zum anderen, dass David Grand sich durchaus mit der Integration anderer therapeutischer Methoden beschäftigt – was, wenn man »eingefleischte Brainspotter:innen« reden hört, manchmal nicht den Eindruck erweckt.

Zusammengefasstes Fallbeispiel von David Grand (Grand 2017, vgl. S. 107):

Grand schildert die Arbeit mit einem Klienten mit einer Fahrphobie, die dieser seit einem Jahr nach zwei Autounfällen hatte, in die er verwickelt war. Seine Phobie wurde immer schlimmer, bis er nicht mehr selbst mit dem Auto fahren wollte.

Die Therapie begann mit der Verarbeitung des ersten Unfalls. Er war leichter und das Thema war nach zehn Minuten durchgearbeitet.

Beim zweiten Unfall, dem schwereren, war die Verarbeitung auch mit Ressourcenzugang nur begrenzt effektiv. Also beschloss Grand, eine Affektbrücke einzusetzen. Das ist eine Technik aus der Hypnotherapie, die genutzt wird, um eine Verbindung der jetzigen Problematik mit etwas weiter in der Vergangenheit, meist in der Kindheit, Liegendem herzustellen. Nachdem eine Kindheitserinnerung aufgetaucht und schnell verarbeitet war, konnte auch der zweite Unfall leichter verarbeitet werden.

Grand und der Klient arbeiteten dann weiter an der bereits reduzierten Fahrphobie, bis Grand ihn nach einigen Wochen fragte, ob er denn schon mit dem Auto gefahren sei, wenn seine Phobie mittlerweile deutlich abgenommen habe. Als der Klient dies verneinte, entschied Grand, eine Exposition einzusetzen, wie sie in der Verhaltenstherapie üblich ist. Er schlug dem Klienten vor, in einer nahen, ruhigen Straße mit ihm eine Probefahrt zu unternehmen. Das taten sie dann auch mit Erfolg. In der Praxis zurück, wurde dann ein Brainspot gesucht, der mit der erfolgreichen Leistung korrelierte, und kurz prozessiert.

Grand reflektiert im Anschluss, dass ihm klar wurde, dass Brainspotting alleine die Fahrphobie wohl nicht gelöst hätte, auch wenn es für sich sehr wirksam war, und es eine Exposition gebraucht habe.

Interventionsprinzip 8: Wenn erforderlich, den Rahmen enger gestalten

»Orientiere deine Intervention an der aktuellen Beziehungsdynamik und gestalte den Rahmen enger, wenn dies erforderlich erscheint.«

Für Grand ist jede Psychotherapie rahmenbasiert. Die Frage ist nur, wie explizit das beachtet wird und wie dann mit dem jeweiligen Rahmen, der fürs Prozessieren geschaffen wurde, umgegangen wird. Viele Gesprächstherapien gäben dem Prozessieren zu wenig Raum, meint Grand (2022d).[74] Seine Gleichung besagt: Je mehr Raum Sie schaffen, desto mehr Verarbeitung findet statt. Viel Gespräch bedeutet demnach, dass der therapeutische Rahmen eher eng ist – bzw. dass weniger Prozessieren stattfindet –, und umgekehrt. Es wird empfohlen, den therapeutischen Rahmen enger zu machen, wenn Klient:innen besonders destabilisiert wirken. Das macht man dann logischerweise, indem man den Gesprächsanteil deutlich erhöht und unterstützender interagiert, vielleicht sogar eine Körperressource einführt oder eine andere Fortgeschrittenen-Technik verwendet, die einen mehr strukturierten Gesprächsrahmen bietet. Natürlich kann man an solchen Stellen auch alle anderen unterstützenden traumatherapeutischen Ressourcentechniken anwenden. Vielleicht sogar als zweifach gerahmte Intervention – wie oben beschrieben –, indem weiter auf den Brainspot fokussiert wird.

Egal, wann und wie interveniert wird: Das Interventionsprinzip 9 bringt ein weiteres, aus meiner Sicht spannendes Element in die therapeutische Arbeit ein:

74 Ca. Minute 38:00.

Interventionsprinzip 9: Interventionen sollen das Prozessieren im Fluss halten

»Interveniere kurz und ziehe dich zurück, sobald der Klient (wieder) innerlich prozessiert!«[75]

Dieses Prinzip besagt, dass es während und nach einer Intervention darum geht, möglichst schnell zu erkennen, ob die Klient:in bereit ist, den Prozess wieder für sich selbst zu übernehmen. In der Extremvariante kann das z.B. so aussehen, dass man in der Rolle der Therapeutin auch mitten in einem Satz abbricht und wieder in eine achtsam präsente Haltung übergeht, wenn man beobachtet, dass ein inneres Prozessieren beim Gegenüber stattfindet.

Beobachten und Präsentsein ist während jeder Intervention auch deswegen sehr wichtig, weil es darum geht, ein Gespür für das unmittelbare Feedback darauf zu bekommen. Nach dem, was bisher gesagt wurde, dürfte klar sein, dass dies eigentlich für jede Sekunde im Prozess gilt, weil es eine große Herausforderung für die Beziehung ist, wenn man als Begleiter:in an Stellen, wo in »normalen« Gesprächen eine Antwort, ein Nicken oder ein »Mhm« erwartet würde, nach außen hin nicht reagiert.

Für die Zeit nach jeder Intervention gibt es aufseiten der Therapeut:innen im Allgemeinen den kurzen Moment der Hoffnung, »dass es hilft«. Im Brainspotting geht es eher um eine Ermutigung und Einladung, auch danebenliegen zu dürfen:

Interventionsprinzip 10: Das Wissen der Klient:innen ist immer wichtiger

»Freu dich, wenn du mit deinem Interventionsangebot danebenliegst.«

75 Das englische *jump in to get out*, das David Grand in seinen Seminaren verwendet, klingt knackiger, kann aber durchaus mit einer »kriegerischen« Implikation verstanden werden, worauf mich Manfred Prior bei einem Seminar aufmerksam machte.

Wie im vorigen Interventionsprinzip beschrieben, ist das Ziel einer Intervention lediglich, dafür zu sorgen, dass der Prozess weiterläuft. Es geht für Therapeut:innen weder darum, besonders hilfreich zu sein, noch darum, richtige Hypothesen anzubieten oder dergleichen. Zum einen muss die Antwort, dass das Angebot nicht gepasst hat, aus dem Stimmigkeitswissen der Klient:innen kommen und zum anderen – hier schließt sich der Kreis zu Interventionsprinzip 1 – kann man diese Informationen gleich wieder als Feedback für die Beziehungsgestaltung nutzen.

5.3 Der Set-up-Prozess mit dem Ressourcenzugang und weitere Möglichkeiten, die Aktivierung zu titrieren

Weil es für manche Klient:innen oder Patient:innen nicht schonend genug wäre, in die Aktivierung zu einem Thema zu gehen – vor allem wenn es um komplexe Traumata oder dissoziative Störungen geht –, kann man auch mit dem sogenannten Ressourcenzugang arbeiten.

> **»Körperressource« und »Ressourcenspot«**
>
> Als Körperressource wird ein geerdeter, ruhiger Zustand, während ein Thema aktiviert ist, bezeichnet. Grand spricht auch von einem Zustand zentrierter Aktivierung. Der zugehörige Brainspot wird Ressourcenspot genannt.

Grand sagt:

> »Meine Überlegung war: Wenn wir die Körperressource mit langsamen, sanften Augenbewegungen kombinieren würden, könnte dies instabilen Klienten helfen, nicht überwältigt und retraumatisiert zu werden, wie ich es bei der Anwendung von EMDR bei manchen erlebt hatte« (Grand 2017, S. 69).

Die Schritte bis zur Suche des Brainspots laufen genauso wie bei allen anderen Vorgehensweisen ab. Als Therapeut:in ist man an dieser Stelle auf seine Erfahrung und Kompetenz in der Beziehungseinstimmung angewiesen, um rechtzeitig zu spüren, ob mit einem engeren oder weiteren Rahmen prozessiert werden kann. Die Schritte bis zur Lokalisation des Brainspots laufen wie gehabt ab. Dann wird aber die Suche nach der Körperressource gewissermaßen eingeschoben und der Spot gefunden, bei dem sich der Patient am ruhigsten, zentriertesten fühlt. Das ergibt eine abgeänderte Form des Vorgehens. Dieses Set-up sieht folgendermaßen aus:

Brainspotting mit Körperressource – Ressourcenspot bei hochaktivierten Klient:innen mit komplexen Traumata und dissoziativen Störungen (nach Wolfrum 2023b):

1) das Thema aktivieren, evtl. ohne akustische Bilateral-Stimulation
2) SUD auf der Belastungsskala angeben lassen
3) »Wo im Körper fühlen Sie die Belastung am stärksten?«
4) »Scannen Sie Ihren Körper – am besten mit geschlossenen Augen – langsam vom Kopf bis zu den Fußsohlen und eventuell wieder zurück zu dem Ort oder der Körperregion, an der Sie sich besser verankert, zentrierter, geerdeter, ruhiger, neutraler oder einfach mehr okay fühlen.«
5) Es wird dabei das innere Fenster benutzt, um die Augenposition oder den Brainspot zu finden, der mit Stärke oder einem positiven Gegenwartserleben dieser Körperressource korrespondiert.
6) auf diesem Körperressourcen-Brainspot bleiben und die Klientin bitten, die Aufmerksamkeit auf das aktivierende Thema und die Belastung im Körper zu richten
7) Verarbeiten, bis der SUD auf null zurückgegangen ist
8) zum Ausgangsthema zurückgehen
9) anschließend »Zitrone auspressen« und/oder Backloading.

Noch ein Zitat von Grand über die mögliche Wirkung der Körperressource:

> »Das heißt, wenn Brainspotting-Therapeuten jemanden anleiten, sein Bewusstsein auf eine Körperressource zu verlagern, stellen sie bei ihm in Wirklichkeit den Kontakt zu seiner Gehirnressource her. Denn: Was im Körper ist, das ist auch im Gehirn, und was im Gehirn ist, das ist auch im Körper« (Grand 2017, S. 72).

Die Fortgeschrittenen-Set-ups, die Sie in Abschnitt 4.3 kennengelernt haben, bieten jedenfalls zusätzliche Möglichkeiten, die Aktivierung zu titrieren. Beispielhaft soll hier das z-Achsen-Set-up dargestellt werden, wie es Wolfrum (2023b) weitergibt. Es geht um die Arbeit mit dem Nah- und Fernsehen. Grand (2017) vertritt die Hypothese, dass Menschen, die Bindungsthemen haben, verstärkt auf die Aspekte Nähe und Distanz, welche in der Arbeit auf der z-Achse zum Tragen kommen, reagieren. Für Patient:innen, die zu Dissoziationen neigen, kann das z-Achsen-Prozedere sehr hilfreich sein kann.

Hier das Vorgehen:

Das z-Achsen-Set-up

Hier wird in der üblichen Weise wie beim inneren Fenster vorgegangen und sowohl die Aktivierung als auch der SUD-Level erfragt.

1) Bei hohen SUD-Scores ist es für viele Klient:innen sehr hilfreich, über die Pointer-Spitze hinaus ihren Blick bis an die entfernteste Stelle im Raum oder auch außerhalb zu richten. Sinnvoll ist es, wenn der Klient dort einen Fixpunkt ausmachen kann, – in jedem Falle aber immer in der »Verlängerung« des Blicks über den Pointer hinaus bleibt.
2) Sodann wird gefragt, wo der SUD-Score höher liegt – auf der Pointer-Spitze oder am Fernpunkt. Bei den meisten Menschen liegt der SUD-Level am Fernpunkt niedriger (sofern sie nicht mit einer Bindungsproblematik zu kämpfen haben, dann ist es häufig umgekehrt).
3) Lassen Sie die Klient:innen nun entscheiden, wo sie den Verarbeitungsprozess ablaufen lassen wollen.
4) Überprüfen Sie gegen Ende nochmals, ob es weiterhin Unterschiede zwischen dem Nah- und dem Fernpunkt gibt und ob diese noch verarbeitet werden müssen.
5) Vergessen Sie nicht, auch noch die »Zitrone auszupressen«.

Vielleicht fragen Sie sich gerade, warum man nicht automatisch Ressourcenzugänge wählt, um die therapeutische Arbeit so sicher wie möglich zu machen. David Grand weist immer wieder darauf hin, dass er Brainspotting – also auch den Zugang über die Aktivierung – per se für ein Ressourcenmodell hält (Wolfrum 2023b, S.9). Auf eine Frage in einem Seminar antwortete er Folgendes:

> »Wenn Sie die Feuerwehr zu einem Brand rufen, wollen Sie wahrscheinlich auch, dass die Feuerwehrleute – natürlich bestens geschützt – zuerst den Brand löschen, wenn das möglich ist, und nicht zuerst rundherum alles fluten.«[76]

Das Zitat betont David Grands Einstellung, dass er es für zieldienlicher hält, mit der Aktivierung zu arbeiten, weil es das Feuer im therapeutischen Prozess darstellt, das gelöscht werden muss. Zusätzlich wissen Therapeut:innen, die mit Menschen arbeiten, die unter schweren dissoziativen Zuständen leiden, dass diese auch durch scheinbar banale Gesprächsinhalte in dissoziative Zustände wechseln können. Ressourcenarbeit schützt also auch nur mit einer gewissen Wahrscheinlichkeit. Daher könne man sehr oft bei Menschen mit sehr hoher Aktivierung in Anbetracht des Unsicherheitsprinzips auch mit einem Aktivierungszugang in einen Prozess gehen, wenn man in der Hinterhand eine fundierte Traumaausbildung hat und weiß, wie man wieder mit den Betroffenen in Kontakt kommt. Eine umfassende Selbsterfahrung ist aus meiner Sicht ebenfalls unerlässlich.

Abschließend muss man hier sagen, dass das natürlich ein Punkt ist, bei dem es aufgrund der Unterschiedlichkeit der therapeutischen Zugänge wohl immer unterschiedliche Meinungen geben wird. Auch in der Entwicklung von Brainspotting gibt es Entwicklungen und unterschiedliche Akzentuierungen in Bezug auf das Thema Ressourcenarbeit.

5.4 Brainspotting und die Anwendung des Expansionsmodells bei Leistungsthemen und kreativen Prozessen

»Der Aktivierungszugang geht von 0 bis 10.
Der Expansionszugang führt von 0 nach unendlich.«

David Grand (2019c; Übers.: A. K.)

Brainspotting ist eine Methode, die nicht nur in der Arbeit mit traumatischen Erfahrungen angewendet werden kann, sondern auch zum Lösen von Leistungsblockaden, zum Beispiel im

76 Mündliche Weitergabe (Übers.: A. K.).

Sport. In diesem Fall spricht man vom »Expansionsmodell« im Brainspotting, weil es um Leistungserweiterung geht. Diese bezieht sich auf alle Arten von Leistung, auch in den Bereichen Kreativität, Selbstentwicklung und Selbstentfaltung, die wir begriffsmäßig nicht direkt dort ansiedeln würden. Grand wählt dabei nicht den im Sport häufig verwendeten Begriff der Höchstleistung, weil dieser implizit eine Grenze beinhaltet. Erweiterung steht hier für Wachstum, Selbstliebe und sogar Spiritualität (Grand 2017).

Bleiben wir zunächst beim Sport, um die Logik von Brainspotting bei der Leistungserweiterung zu verstehen. Ausgangspunkt ist auch hier zunächst die Idee, dass es sich bei Blockaden um eine Form von Dissoziation handelt. Leistungsängste sind nach Grand persönliche Ängste, die sich beim Thema Leistung zeigen. Und da Dissoziation mit Trauma einhergeht, müssen Grand zufolge Leistungsblockaden auch auf Traumata zurückzuführen sein. Er prägte dafür den Begriff der *Sporttraumatischen Belastungsstörung* (Abk.: STBS). Viele der Traumata gehen seiner Erfahrung nach auf frühe Lebensjahre zurück. Dies ist insofern wichtig, weil es die Arbeit von Sportpsycholog:innen und Coaches betrifft, wenn diese nur oder vorrangig an der Leistungsverbesserung arbeiten wollen, die Sportler:innen aber nicht in ihrer individuellen Gewordenheit sehen (Grand 2011). Die drei wichtigsten Ursachen für STBS sieht Grand in:

- Sportverletzungen
- Niederlagen
- Demütigung.

Sportverletzungen sind seiner Ansicht nach physische Verletzungen und gleichzeitig emotionale Verletzungen, die sich auch gemeinsam im Nervensystem niederschlagen und dementsprechend dort gespeichert werden. Dies führe im Laufe einer Karriere unwiderruflich zu einer Kumulation von Traumata. Grand verwendet die Metapher, dass das Nervensystem von Sportler:innen wie ein Minenfeld sei, auf dem sich eine stetig wachsende Anzahl von Landminen befindet, die nur darauf warten, dass man drauftritt. Brainspotting kann dann helfen, diese Landminen Stück für Stück zu entschärfen (vgl. Grand 2017).

Somit wäre der erste Schritt, auch bei Leistungsthemen an mögliche Traumatisierungen zu denken, die – wie andere Traumatisierungen auch – mit dem Aktivierungsmodell bearbeitet würden. Wenn diese weitgehend ausgeräumt sind, arbeitet man weiter und fokussiert die Stelle, die die negative Aktivierung am stärksten festgehalten hat. Diese fühlt sich nach der Traumabearbeitung oft neutral oder positiv an und wurde so von einer »Wunde« in eine Körperressource verwandelt. Dieses Erleben alleine gibt vielen Sportler:innen schon Auftrieb. Zu dieser neu geschaffenen Körperressource wird dann ein Brainspot – im Sinne eines Ressourcenspots – gesucht und von dort ausgehend weiterverarbeitet. Sehr oft ist dabei zu beobachten, dass die Sportler:innen nun nach vorne schauen und positive Leistungen antizipieren (vgl. Grand 2017).

Die Anwendung des Expansionsmodells geht den umgekehrten Weg. Dieser wird gewählt, wenn ein Sportler vorwiegend kommt, um seine Leistung zu verbessern, also aktuell keine Blockade oder Ähnliches erlebt. Dabei geht es zunächst darum, seine Stärken zu finden und dafür einen Brainspot zu suchen.

> »Das Erweiterungsmodell ist wie eine aufgeladene Version des Ressourcenmodells; wir suchen die Stelle, an der die Sportler ihr Können und ihre Begabung in ihrem Körper fühlen, und suchen dazu dann einen Brainspot, der genau dazu passt« (Grand 2017, S. 157).

Nach dieser positiven Erweiterung kann, weil das im Sportbereich als wichtige Quelle von sich wiederholenden Problemen gesehen wird, an eine Verarbeitung von Traumamaterial wie oben beschrieben gedacht werden. Manchmal zeigt sich während des Prozessierens deutlich, welche Art von Blockade besteht, und sie kann verarbeitet werden. Bisweilen bietet es sich an, Klient:innen Bewegungen, die mit ihren Themen eventuell in Verbindung stehen, machen zu lassen. Sehr empfehlenswerte Hinweise dazu finden sich in Grand a. Goldberg (2011), einem Buch, das David Grand zusammen mit dem Sportpsychologen Alan Goldberg geschrieben hat.

Fallbeispiel: Die Arbeit mit dem Tontaubenschützen

Ich arbeitete mit einem knapp über 40 Jahre alten Mann, der Sportschütze war und international erfolgreich. Er nahm an Europa- und Weltmeisterschaften teil und bemerkte beim Schießen eine leichte Blockade, wusste aber nicht, woher sie kam. Wir begannen also mit Brainspotting zu arbeiten und während er im Prozessieren auf den identifizierten Punkt schaute, bat ich ihn, die Bewegung, um die es ging, in ganz langsamem Tempo oder quasi wie in Zeitlupe durchzuführen. Es zeigte sich, dass seine Schulter ab einem bestimmten Winkel auswich. Das war nur eine klitzekleine Veränderung in der Position, aber relevant, wenn es um exaktes Schießen ging. Er erinnerte sich an eine viele Jahre zurückliegende alte Sportverletzung, die ihm sonst schon lange keine Probleme mehr machte. Er wiederholte die Bewegung und bemerkte erneut das Zucken. Wir gingen zum Moment der Verletzung, ließen ihre Verarbeitung zu und der Klient konnte sich danach wieder bewegen wie vor dieser Verletzung.

Der Sport hat v.a. mit den darstellenden Künsten enorm viele Überschneidungsbereiche, weil es oft um Anmut, Agilität und Erfindungsreichtum geht. Beim Brainspotting geht es ebenfalls um einen kreativen Prozess, wenn sich Klient:innen bei einem Brainspot in einen Zustand fokussierter Aktivierung versetzen, Ideen und Assoziationen fließen lassen bzw. den Fluss der Ideen und Prozesse beobachten, die aus ihrem tiefsten, inneren Selbst auftauchen. Im Gegensatz dazu, dass viele Künstler:innen glauben, dass ihre Traumatisierungen wie einen Motor für ihre Künste darstellen, vertritt Grand die Ansicht, dass das Trauma die Kunst einkapselt und Brainspotting Kreativität freisetzt, ihr exponentiell steigende Möglichkeiten eröffnet (vgl. Grand 2017). Das Erweiterungsmodell ist wie ein Hinweis darauf, dass Brainspots wie Zugangsspots zu allen Aspekten von uns selbst sind. Und das gilt für verwundete Teile wie auch für kreative, leistungsfähige Teile. Für Grand ist wichtig, zu verstehen, dass Künstler:innen neben ihrer Kreativität häufig besonders sensibel sind. Ihre Begabung kann Segen wie Fluch sein, weil kreativ begabte Menschen oft schon von Kindheit an in ihrem kostbarsten und verwundbarsten Bereich verletzt werden: ihrer Begabung. Die Verletzung der Seele legt den Grundstein für kreative Ängste und Blockaden. Das Schlimmste für Künstler:innen ist es mitunter, Ablehnung zu erleben. Und die steht sehr oft auf der Tagesordnung, nicht nur wegen der unterschiedlichen Geschmäcke. Gleichzeitig kann gesagt werden, dass Künstler:innen, wie auch Sportler:innen, die sich im Spitzensegment bewegen, oft auch herausragende Fähigkeiten in der Verarbeitung von Traumaerlebnissen haben. Grand führt das auf die besondere Beschaffen- und Trainiertheit der Nervensysteme von Künstler:innen und Sportler:innen zurück (vgl. Grand 2017).

Eine weitere Parallele zum Sport zeigt sich darin, dass in manchen Künsten physische Verletzungen oder körperliche Überbeanspruchungen genauso häufig sind. Das therapeutische Vorgehen ist dem im Sport einerseits ähnlich, andererseits kann zum Beispiel mit Brainspots gearbeitet werden, die einen Zugang zur künstlerischen Seite der betreffenden Menschen herstellen (vgl. Grand 2017). Da in meine Praxis so gut wie nie Künstler:innen mit dieser Art von Anliegen gefunden haben, möchte ich kurz beschreiben, wie ich meine erste Bekanntschaft mit dieser Art von Brainspotting bei einer Live-Demonstration von David Grand mit einer Schauspielerin auf einem Seminar kennengelernt habe. Er erarbeitete dabei einen Rollen-Spot mit der Klientin.

Fallbeispiel: Entwicklung eines Rollen-Spots mit einer Schauspielerin (David Grand)

Die Schauspielerin wollte eine Rolle, die für sie und ihre Karriere sehr wichtig war, perfektionieren. Es handelte sich um einen emotional sehr herausfordernden Charakter. Nachdem David Grand mit ihr eine Weile über die Verbindung von Brainspotting mit Kreativität geredet hatte, lud er sie ein, ihren Monolog aufzuführen. Dies diente gleichzeitig der Aktivierung des Themas, um die Rolle bzw. den Prozess der vertieften Verarbeitung danach neuronal zu bahnen. Anschließend ging es darum, einen Brainspot zu finden, an dem sie einen Zugang zu dieser Rolle verspürte, und nachdem sie diesen gefunden hatte, begann der Verarbeitungsprozess. Es war sehr erstaunlich, wie detailliert und emotional ergreifend sie Szenen aus der Vergangenheit der Frau erlebte, die sie im Stück spielen sollte. Wohlgemerkt waren dies Szenen, die sie nicht kennen konnte, weil sie mit dem Stück selbst nichts zu tun hatten. Sie »erfand« quasi eine Persona, die es ihr ermöglichte, zu verstehen und zu spüren, was die Frau in einer der herausforderndsten Szenen des Stücks hatte verspüren müssen.

Am Ende des Prozesses bat David Grand die Schauspielerin, den Monolog noch einmal vorzutragen. Der Unterschied war beeindruckend, und ich bin sicher, es ging anderen Seminarteilnehmer:innen wie mir, dass sie mehrere Gänsehautmomente erlebten. Die ganze Wucht dieses hochdramatischen Stücks war im Raum. Umso wichtiger war es danach, dass die Schauspielerin mit einem Selbst-Spot sich wieder in sich selbst zurückverwandeln konnte.

5.5 Der Kreislauf der Compliance und die limbische Gegenübertragung

Abschließen möchte ich dieses Kapitel mit einem Konzept, das ich in dieser Form von David Grand zum ersten Mal in einem YouTube-Interview im Jahre 2023 gehört habe. Es geht um die Form der Zusammenarbeit und Kooperation zwischen Therapeut:in und Klient:in. Diese kann durch Traumaerfahrungen in der Vergangenheit »korrumpiert« werden, was aus seiner Sicht in vielen Therapieansätzen zu wenig beachtet würde. Das Ergebnis seien vorschnelle und zahlreiche Interventionen, die nicht genug eingestimmt seien.

Compliance wird allgemein als Bereitschaft zur aktiven Mitarbeit bei einer therapeutischen Maßnahme verstanden. Im Kontext von Brainspotting sieht Grand (2023)[77] darin auch ei-

77 Das ganze Video befasst sich mit Compliance, deswegen hier keine näheren Zeitangaben.

nen Überlebensmechanismus, den jeder Mensch kennt. Er bringt Compliance mit den bekannten Abwehrmechanismen Flucht, Kampf und Totstellen in Verbindung, sodass die Zusammenarbeit in der Therapie auf einer »limbischen Ebene« durch diese Abwehrmechanismen geprägt sei.

Compliance ist für ihn sowohl Traumaphänomen als auch gleichzeitig ein natürliches Phänomen, das im sozialen Umgang miteinander zu beobachten ist. Menschen lernen in ihrer Sozialisation, dass sie nicht tun und lassen können, was sie wollen. Compliance ist eine Grundvoraussetzung, z. B. im Bereich Bildung, wo man sich meist auch an den vorgegebenen Normen orientieren muss. Und übergeordnet sorgen Gesetze dafür, dass Menschen sich an soziale Regeln halten.

Für therapeutische Kontexte bedeutet das, dass Klient:innen mit unterschiedlichen Ebenen von Compliance in die Therapie kommen. Dies kann zum Beispiel dazu führen, dass sie dann zwar bei der Therapie mitmachen, aber sich nicht wirklich darauf einlassen.

Auch Therapeut:innen haben laut Grand natürlich ihren Grad der Compliance – z. B. gegenüber ihrer Methode und ihrer Ausbildungseinrichtung. Hier sieht er Schwierigkeiten für therapeutische Interventionen, weil das dazu führen könnte, dass es den Behandler:innen vordergründig um die Frage eines »richtigen« bzw. »falschen« Vorgehens gehe. Er sieht es in vielen anderen Ausbildungen als implizite Botschaft mitangelegt, dass es irgendwo »den richtigen Weg« gebe (Grand 2023).[78] Wie Therapeut:innen diese Phänomene in der Arbeit wahrnehmen können, versucht David Grand mit dem Konzept der »limbischen Gegenübertragung« zu erklären. Zur Veranschaulichung hat er den »Kreislauf der Compliance« (Grand 2023)[79] entwickelt.

78 Ca. Minute 4:50.
79 Ca. Minute 8:30.

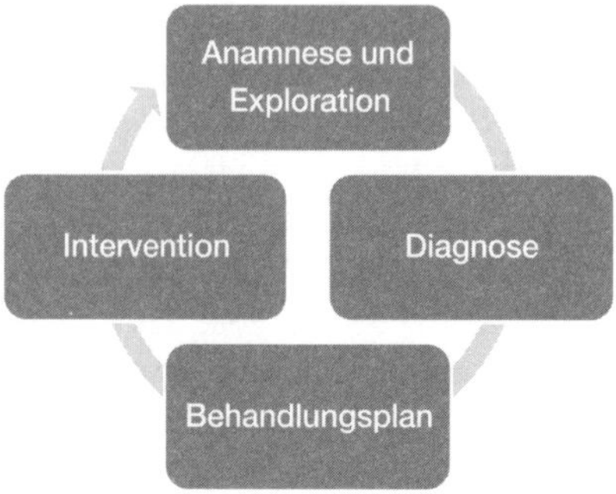

Abb. 3: Kreislauf der Compliance (gestaltet nach Grand 2023; Übers.: A. K.)

Dieser Kreislauf beschreibt, wie die meisten Therapieschulen aus Sicht von David Grand vorgehen,[80] um eine Art von Sicherheit und Reproduzierbarkeit ihrer Vorgehensweisen bzw. der damit erreichten Effekte zu erzielen. Auf Anamnese und Exploration folgt eine Diagnose. Aus der Diagnose wird ein Behandlungsplan abgeleitet. Aus diesem wiederum erfolgen die sogenannten Interventionen. Das, was gemeinhin darunter verstanden wird, setzt Grand mit »Aktion« gleich – etwas, das getan werden muss. Und hier setzt er an einem interessanten Punkt an, einer Erklärung dafür, warum in vielen Therapieansätzen und v. a. bei Anfänger:innen im Brainspotting oft viel und frühzeitig interveniert wird. Er hat dazu das Konzept der Übertragung von Sigmund Freud übernommen und in einen »gehirnorientierten« Kontext übersiedelt.

80 Dies deckt sich nicht mit dem Vorgehen der modernen ericksonschen Hypnotherapie und den systemischen Ansätzen, wenngleich auch dort Störungsorientierung nicht per se ausgeklammert wird. Grand dürfte von seiner Sicht der amerikanischen Therapielandschaft ausgehen.

»Limbische Gegenübertragung«

»Das Konzept bzw. der Prozess der limbischen Gegenübertragung besagt, dass Übertragung vor allem als somatischer Prozess stattfindet, bei dem von Körper zu Körper auf Zustände reagiert wird, die mit traumatischem Erleben – in diesem Fall dem, das die Klienten in die Therapie als Problem mitbringen, – assoziiert sind« (Grand 2022a; Übers.: A. K.).

Dieser Prozess geschieht Grands Ansicht nach – genauso wie die freudsche Gegenübertragung – immer, also auch, wenn Klient:innen gerade nicht direkt über traumatisches Erleben berichten, und kann sich der bewussten Verarbeitung entziehen. Sie ist nichts, wovor man sich im therapeutischen Prozess fürchten müsse, sondern ein natürlicher Teil therapeutischer Prozesse. Limbische Gegenübertragung müssen Therapeut:innen jedoch lernen bei sich zu erkennen, weil sie die bekannten Mechanismen von Flucht oder Kampf aktiviert, was beides eine Beschleunigung bewirken kann. Man ist also verleitet, zu intervenieren und somit aus dem bewussten Gewahrsein zu fallen, das Stück für Stück auf dem Weg zum fokussierten Verarbeiten aufgebaut wurde.

Das ist wohl eine der wichtigsten Lernerfahrungen, wenn man beginnt, Brainspotting anzuwenden, weil es in der Tat oft ein körperlich spürbarer, innerer Drang ist, auf irgendeiner Ebene zu intervenieren (Grand 2023).

Woran erkennt man nun limbische Gegenübertragung? Grand (2022a) sagt, dass man sie erkennt, wenn man plötzlich unkonzentriert ist, sich unwohl fühlt oder z. B. Flucht- oder Kampfimpulse entwickelt.

Das WAIT-Prinzip (vgl. Abschn. 5.2) soll dabei helfen, sich zu erinnern, dass es im Brainspotting darum geht, sich in solchen Situationen erst recht zurückzulehnen und der Unsicherheit hinzugeben sowie zu beobachten, wie sich das gerade Erlebte entwickelt hat, wo es sich weiter hinentwickelt, bis wieder eine Entspannung bzw. Expansion eintreten kann.[81] Grand betont dabei, dass das kein Entweder-oder-Modus sei. Es gilt, sich als Brainspotting-Therapeut:in im eigenen Tempo zu entwickeln und zu lernen, das aktive Intervenieren einzudämmen. Da Therapie immer ein interaktiver Prozess ist, schließt sich an dieser Stelle der sogenannte Kreis der Compliance. Eine Therapeutin, die durch die limbische Gegenübertragung getriggert im Flucht- oder Kampf-Modus ist, erhöht die Wahrscheinlichkeit, im Gegenüber einen Compliance-Modus auszulösen, der dann die Klient:innen aus der tiefen, inneren Verarbeitung des fokussierten Prozessierens herausholt. Grand sieht insofern das achtsame Gewahrsein im Brainspotting als Gegenpart zur Compliance. Es hilft Brainspotting-Klient:innen, durch ihre ureigene schöpferische Kraft sich selbst zu heilen.

81 So wäre auch die erste therapeutische Reaktion auf sogenannte dissoziative Prozesse, mit Neugier zu reagieren. Das Erleben von Kontraktion, das mit dissoziativem Erleben einhergeht, ist ein Zustand, der zu erwarten ist. Insofern ist für Grand wichtig zu beobachten, in welchem Kontext die Klient:innen sich so erleben und welche persönliche Geschichte mit diesem Erleben einhergeht. Die Therapeut:innen sollten sich keine Sorgen machen, weil die Klient:innen aus dem Zustand der Hypo- bzw. Hyper-Erregung wieder herauskommen werden. Es seien eher die Erwartungen und Befürchtungen der Therapeut:innen, die zu Blockaden bei der Verarbeitung dieser Prozesse führten (Grand 2022c).

6 Brainspotting auf dem Prüfstand

»Meine Ideen sind meine Voreingenommenheit.«
David Grand (2023)[82]

David Grand betont immer wieder, dass Brainspotting in erster Linie (s)eine Idee ist, welche er zur Verbreitung und Erweiterung zur Verfügung stellt. Dennoch braucht es aus meiner Sicht eine kritische Auseinandersetzung damit, sodass Brainspotting auch über die Ideen von David Grand hinaus v. a. im deutschsprachigen Bereich Beachtung und Anwendung finden kann. Ich denke, alle Kritikpunkte, von denen ich die wichtigsten im Folgenden aufführen werde, müssen ernst genommen werden. Ich hoffe, dass ich mit diesem Einführungsbuch helfen kann, der Diskussion um Brainspotting eine neue Wendung zu geben, wo beide Seiten sich der grundsätzlich unterschiedlichen Herangehensweisen bewusst werden. In diesem Kapitel möchte ich wiedergeben, was zurzeit zur Wirksamkeit von Brainspotting zu finden ist. Dann werde ich Indikationen und Kontraindikationen auflisten und die Frage nach Nebenwirkungen behandeln. Abschließen möchte ich mit einem Vergleich von Brainspotting und anderen Methoden in der Psychotraumatherapie, der vielleicht helfen kann, verständlich zu machen, wie Brainspotting den Kanon der Traumatherapiemethoden erweitern könnte.

6.1 Zur Wirksamkeit von Brainspotting

Bei einem Blick in eine medizinische Datenbank mit wissenschaftlichen Beiträgen wird schnell deutlich, dass die Anzahl der Studien, in denen in irgendeiner Form auf EMDR verwiesen wird, gewaltig ist im Vergleich zu denen, die sich mit Brain-

82 Um Minute 9:00 herum.

spotting befassen.[83] Die fehlende Untermauerung mit wissenschaftlichen Studien ist auch einer der Hauptkritikpunkte an Brainspotting (vgl. Abschn. 6.3). Gertraud Müller (Rießbeck u. Müller 2019) betont zwar, dass klinische Beobachtungen der positiven Wirkung eines psychotherapeutischen Verfahrens immer der Ausgangspunkt und die erste Voraussetzung für weitere Forschungen sind und dass die Evidenz in der täglichen Arbeit einen großen Wert hat, gleichzeitig ist es aber definitiv ein Umstand, der die Brainspotting-Gemeinschaft stutzig machen sollte, dass in den 20 Jahren seit der Entdeckung so gut wie nichts in Bezug auf die Forschung passiert ist. Letzten Endes gibt es auch nicht viele Einzelfalldarstellungen, die sich mit der Wirksamkeit von Brainspotting befassen. Und im Buch von Rießbeck und Müller (2019), die wichtige Traumatherapiemethoden im deutschen Sprachraum vorstellen, findet sich keine einzige Erwähnung von Brainspotting. Es wäre wünschenswert, wenn jetzt der Forscher:innengeist geweckt werden könnte. Die hier angeführten Arbeiten reichen bei Weitem nicht aus – so ehrlich muss man sein –, um die Akzeptanz von Brainspotting aus wissenschaftlicher Sicht zu erhöhen.

Auf der offiziellen Website von David Grand[84] finden sich folgende Publikationsergebnisse zu Studien:

- Eine kanadische Forscherinnengruppe (Talbot, de la Salle a. Jaworska 2022) hat EMDR und Brainspotting verglichen. Ausgehend von einer erfolgreichen Einzelfallgeschichte wurde eine Pilotstudie mit neun Teilnehmer:innen durchgeführt, die von der Behandlung mit Brainspotting profitierten. Des Weiteren berichten die Autorinnen von einer Umfrage mit 112 Teilnehmer:innen, die EMDR-Vorerfahrung hatten und dann bei einem Brainspotting Phase-1-Training teilgenommen haben. Diese Umfrage ergab, dass die Teilnehmer:innen Brainspotting als leichter erlern- und integrierbar empfanden

83 In der Meta-Datenbank PubMed® waren es beispielsweise bei einem Abruf am 8. Juni 2023 1.004 Einträge für EMDR und vier für Brainspotting.
84 Siehe: www.brainspotting.com.

als EMDR. Das Papier hat aus methodischer Sicht m.E. jedoch keine große wissenschaftliche Aussagekraft.

- Es gibt zwei Einzelfallstudien, eine mit einem Bataclan-Opfer (Masson, Bernoussi a. Moukouta 2017) und eine zu einer genitalen Arousal-Störung (Mattos 2015).
- Nach dem Schulamoklauf in Sandy Hook wurde eine Umfrage durchgeführt (Bazuro 2016), um die dort anschließend angebotenen Services zur Aufarbeitung zu evaluieren. Hier wurden viele Therapiemethoden miteinander verglichen. Brainspotting schneidet sowohl in der Arbeit mit Kindern und Jugendlichen als auch in der Behandlung Erwachsener gut ab. Es handelt sich allerdings nicht um eine Studie, sondern um einen aus einer Umfrage abgeleiteten Report.
- Eine Wirksamkeitsstudie von d'Antoni et al. (2022), die einzige, die in der Meta-Datenbank PubMed® zu finden ist, hat EMDR, Body Scan Meditation (BSM) und Brainspotting in einer gesunden Population (n = 40) erwachsener Menschen verglichen. Es wurde eine Sitzung von 40 Minuten durchgeführt. Daten wurden vor der Intervention, nach der Intervention und in einer Follow-up-Messung erhoben. Die Studie zeigte, dass alle drei Methoden subjektiv empfundene Belastung nach der Intervention senken konnten. Brainspotting und EMDR waren effektiver als BSM, wenngleich statistisch nicht signifikant.
- Eine für die Brainspotting-Gemeinschaft wichtige Studie im deutschsprachigen Raum haben Anja Hildebrand und Mark Stemmler durchgeführt und die therapeutische Wirksamkeit von Brainspotting im Vergleich zu EMDR bei der Behandlung von PTBS untersucht. Es wurde mit 76 Klient:innen aus ambulanten Kliniken gearbeitet, die sich professionelle Unterstützung nach einer traumatischen Erfahrung suchten. Eine Klient:innengruppe bekam jeweils drei Brainspotting-Sitzungen, die andere jeweils drei EMDR-Sessions. In beiden Gruppen nahm die emotionale Belastung signifikant ab. Einen signifikanten Unterschied zwischen Brainspotting und EMDR gab es nicht, was für eine gute Wirksamkeit von

Brainspotting spricht. Die Stichprobe war jedoch m.E. äußerst klein und es handelte sich nicht um eine randomisierte Studie (Hildebrand, Grand a. Stemmler 2017).

6.2 Indikationen, Kontraindikationen und Nebenwirkungen

Die Hauptindikation von Brainspotting ist die Anwendung bei allen Formen von Traumafolgestörungen, begonnen mit der Anpassungsstörung bis hin zur schwersten Ausprägung bei komplexen posttraumatischen Belastungsstörungen und dissoziativen Identitätsstörungen.[85] David Grand sagt über dies hinaus:

> »Brainspotting gibt dem, was wir tun, einen Namen. Aber aus dem Namen geht nicht hervor, was bei Brainspotting geschieht und bei welchen ›Krankheitsbildern‹ und in welchen Situationen es wirksam ist« (Grand 2021; Übers.: A. K.).

Damit ist auch gemeint, dass Brainspotting sich nicht auf Störungen im klassischen diagnostischen Verständnis bezieht. Durch den Zugang über die Aktivierung kann Brainspotting bei allen Themen angewandt werden, bei denen eine Aktivierung auftritt.

Nach meiner Kenntnis findet Brainspotting heutzutage überwiegend Anwendung bei:[86]

- Traumafolgestörungen
- Angst
- Depression
- Sucht
- Psychosen
- Performance-Themen (Kunst, Sport)
- finanziellen Themen
- körperlichen Erkrankungen

---

85 Das sind auch die Hauptanwendungsgebiete in den offiziellen Phase-1- und Phase-2-Trainings von Brainspotting.

86 Recherche auf der Homepage www.brainspotting.com und Durchsicht der Themen des Weltkongresses im Juli 2021.

- Menschen mit diversen körperlichen und geistigen Behinderungen
- Säuglingen, Kindern und Jugendlichen.

Zu den Kontraindikationen findet man im Skriptum der Phase-2-Ausbildung (direkt übernommen von Wolfrum 2023b, S. 9) folgende Hinweise:

> »Brainspotting wird ja häufig eher als eine Trauma-Konfrontations-Methode verstanden, was es einerseits auch ist, andererseits aber dem Stressverarbeitungssystem auch zu deutlichen Entlastungen verhelfen kann. Vielleicht hilft hier die Trauma-Definition von Ulrich Sachsse weiter, der von einem ›Erinnerungs-Abszess‹ spricht, den man ungeöffnet und mit allen möglichen Stabilisierungs-Techniken abschotten und schützen kann. Der Eiter bleibt aber weiter aktiv, sofern der oder die TherapeutIn es nicht wagt, die Eiterbeule anzustechen, was natürlich erstmal auch mit etwas Schmerz verbunden ist. Doch hierdurch kann der Eiter schließlich abfließen und sich der Abszess entleeren. Aus diesem Grunde sind bei Brainspotting auch Stabilisierungs-Techniken in den meisten Fällen nicht mehr notwendig, sofern die oder der TherapeutIn den richtig dosierten Brainspotting-Zugang findet. Hierzu ist es äußerst wichtig die Limitierungen des Verfahrens im Sinne des sog. Toleranzfensters zu beachten. Hierbei ist zu beachten, daß das basale Brainspotting-Modell in seiner einfachen Form nicht angewendet werden sollte, wenn bei den Klienten Störungen und Schädigungen vor dem zweiten Lebensjahr vorliegen, also z. B. dissoziative Identitätsstörungen oder schwerwiegende Beziehungs- und Bindungsstörungen. Hier muß modifiziert gearbeitet werden, sowohl mithilfe einer Körperressource als auch mit der Z-Achse und u. U. auch mit den einseitig abgedunkelten Brillen. Und in den meisten Fällen muß hier auch mit dem sog. Ressourcen-Auge gearbeitet werden, also mit demjenigen Auge, über welches weniger Aktivierung zu spüren ist.«[87]

---

87 Jede Therapeutin bringt eigene Sprach- und andere therapeutische Sozialisationsgewohnheiten mit. Nach Grand wären Ausdrücke wie »Störungen« und »Schädigungen« aufgrund ihrer Implikationen zu vermeiden. Insofern ist es aus meiner Sicht wichtig, bei Diskussionen um Brainspotting darauf zu achten, dass Grand evtl. andere Begrifflichkeiten und Erklärungen verwenden könnte als der Brainspotter Ihres Vertrauens.

Laut S3-Leitlinie gelten folgende Kriterien für Traumabehandlungen, die natürlich auch für Brainspotting relevant sind (Flatten et al. 2013, S. 81):

- ausreichende äußere und innere Sicherheit der Patientin
- Zustimmung der gut informierten Patientin.

Absolute Kontraindikationen sind dort:

- Täterkontakt mit Traumatisierungsrisiko
- akute Suizidalität
- akute Psychose.

Als relative Kontraindikationen gelten:

- mangelnde Affekttoleranz
- schwere Dissoziationsneigung
- unkontrolliertes aggressives Verhalten
- mangelnde Distanzierungsfähigkeit zum traumatischen Ereignis
- hohe psychosoziale oder körperliche Belastung.

Aus meiner persönlichen Erfahrung heraus halte ich es für sinnvoll, ähnlich wie in der Hypnotherapie die Frage der Kontraindikationen bei Brainspotting weiter zu fassen. Dort werden akute Psychosen und akute Suizidalität als relative Kontraindikationen gesehen (Revenstorf u. Peter 2015). Als »relativ« werden sie deswegen eingestuft, weil es von mehreren Faktoren abhängt, ob man mit solchen Diagnose-Etikettierungen arbeiten kann bzw. sollte. Der Ausbildungsstand und die Erfahrung bzw. Selbsterfahrung mit der Methode bzw. mit Traumatherapiemethoden generell sollte miteinbezogen werden. Ebenso ist es wichtig, zwischen ambulanten Settings und stationären Settings mit enger Betreuung vor Ort zu unterscheiden (Kollar 2017). Auch die zuverlässige Einnahme von Medikamenten und die Kompetenz, mit Krisensituationen umzugehen, sind wichtige Faktoren.

In der Medizin gilt: »Alles, was wirkt, hat auch Nebenwirkungen.« Das ist mitunter schon deshalb so, weil Wirkung und Nebenwirkung oft miteinander gekoppelt sind. Gertraud Müller

(Rießbeck u. Müller 2019) nennt folgende mögliche Nebenwirkungen von Traumakonfrontationsmethoden:

1) Durch das Aufheben der auch schützenden Dissoziation könnten Patient:innen aus unterschiedlichen Gründen in größere Konflikte mit nahen Bezugspersonen gestürzt werden, heftige Sinnkrisen ausgelöst werden (Sachsse 2009). Derartige Nebenwirkungen werden von Neuner (2019) als »ambivalent« bezeichnet. Der hypnosystemische Ansatz von Gunther Schmidt (2020) sieht Ambivalenz eher als zu erwartenden und durchaus nutzbaren Faktor und bezieht aktives »Ambivalenzmanagement« von vornherein in die Behandlung mit ein. Ein Fallbeispiel aus meiner Zeit, als ich in einer psychiatrischen Klinik als Klinischer Psychologe gearbeitet habe, erscheint mir hier passend.

Fallbeispiel: Ambivalenz und Verantwortung

Auf einer Langzeitstation arbeitete ich mit einer Frau, die unter enormen Waschzwängen und massiven Ängsten in Bezug auf Kontamination durch Kot von bestimmten Tieren litt. Psychiatrisch gesehen wurden die Ängste als wahnhaft eingeordnet, weil jeglicher Realitätsbezug abhandengekommen schien. Gleichwohl war es in den Sitzungen ein Genuss, mit der Frau zu arbeiten. In jeder Brainspotting-Sitzung hatte ich den Eindruck, »dass sich etwas bewegte«. Die Frau hatte durchaus gute Ressourcen, war interessiert, und es schien, dass die Brainspotting-Prozesse jedes Mal erfolgreich liefen. Dennoch wurde ihr Zustand im Verlauf immer schlechter. Ich war zugegebenermaßen ein wenig ratlos, weil ich auch durch Auftragsklärungsversuche kein Stück weiterkam.

Eines Tages kam ich aus einem Urlaub zurück und erfuhr, dass die Frau auf der Akutstation aufgenommen werden musste, weil sie völlig kataton im Zimmer herumgestanden war. Zum Glück war die Zusammenarbeit mit der Psychiatrie sehr gut, weil ich dort früher gearbeitet hatte und mit dem Team immer noch gut in Verbindung stand. Zusammen mit der fallführenden

Ärztin arbeiteten wir an einer Therapiestrategie. Wir waren uns einig, dass weder die Akutpsychiatrie noch unsere Station einen gesetzlichen Vormund für die Frau befürworteten, weil wir einfach gesehen hatten, was sie alles draufhatte. Dennoch wirkte die Interaktion auf uns, als ob die Frau uns immer mehr in die Lage bringen würde, diesen Schritt machen zu müssen.

Also beschlossen wir, einen Vertrag aufzusetzen, den die Frau unterschreiben müsste, sodass sie uns beauftragte, eine gesetzliche Vormundschaft für sie zu beantragen, weil sie eben nicht mehr eigenverantwortlich handeln könne. Das Ziel war, dass nicht wir die Entscheidung für sie treffen würden, sondern dass sie eigenverantwortlich entscheiden konnte, dass sie nicht mehr entscheiden konnte. Hintergrund dafür war unsere Hypothese, dass sie auf einer Ebene sehr wohl wusste, was sie tat, aber gute Gründe hatte »zu erstarren«.

Es entwickelte sich tatsächlich eine sehr spannende Verhandlungssituation, in der wir unsere Punkte und unsere feste Überzeugung, dass sie ihre Ambivalenz selbst bewältigen könne und müsse, vortrugen. Es war deutlich sichtbar, dass die Frau hin- und hergerissen war. Letzten Endes entschied sie tatsächlich, nicht zu unterschreiben. Und was dann passierte, war höchst erstaunlich. Im Laufe der nächsten Tage konnten ihre Medikamente reduziert werden. Außerdem unternahm sie auf dem Parkplatz des Krankenhauses erste Fahrversuche, weil sie wusste, dass sie in ihrer Lebenssituation einfach wieder mit dem Auto würde fahren müssen.

Sie war ihren Waschzwang nicht los und weit entfernt davon, als »gesund« beurteilt zu werden. Dennoch ging es ihr deutlich besser, sie konnte bald wieder auf unsere Station zurückkehren und nach einer Weile von dort entlassen werden. Und all das ohne weiteres Brainspotting oder jegliche andere zusätzliche Intervention.

Was ihre Ambivalenz konkret betraf, konnten wir nur Hypothesen aufstellen. Die Familiensituation war jedenfalls so gestaltet, dass es um die intensive Betreuung und schwierige gemeinsame Wohnsituation mit einem sehr nahen Familienmitglied ging.

2) Eine vergleichsweise weniger schwerwiegende Nebenwirkung ist, dass das Prozessieren durchaus anstrengend sein kann. Es ist nicht selten der Fall, dass Klient:innen nach einer Sitzung sagen, dass das »Schwerstarbeit« war. Außerdem kann spontanes Nachprozessieren laut Reddemann und Wöller (2017) noch bis zu zwei Folgetage nach der Behandlung stattfinden und zu einer vorübergehenden Verschlechterung des Befindens führen. Auch wenn es in meiner bisherigen Arbeit nicht überaus oft passiert ist, dass es deutliche (Erst-)Verschlechterungen nach Sitzungen gab, hielte ich es für gewagt, wenn jemand sagen würde, dass das bei Brainspotting nicht passiert oder nicht passieren könne.
3) Die letzte Art von Nebenwirkungen betrifft die nicht sachgemäße Anwendung der Methode (z.B. Nichtbeachtung der Kontraindikationen oder der notwendigen Modifikationen, wenn es potenziell Kontraindikationen gibt).

Eine im Buch von Rießbeck und Müller (2019) nicht dargestellte Nebenwirkung möchte ich hier noch aufführen. In seltenen Fällen kann nämlich sogar ein früher und recht schneller Erfolg einer Methode kontraproduktiv für eine weitere Behandlung wirken.

Fallbeispiel: Brainspotting wie eine Tablette nehmen

Einen jungen Klienten mit einer Zwangsstörung lernte ich in einer Tagesklinik kennen; er war auf der Station, weil er Angst hatte, seinem Neugeborenen etwas anzutun. Wir begannen mit Brainspotting zu arbeiten und hatten auch schöne Erfolge. Damals – anders als ich es heute machen würde – übernahm ich ihn in die freie Praxis und arbeitete dort mit ihm weiter.

Seine Zwangsgedanken waren in seinem gewohnten Umfeld wiedergekommen, was wenig überraschend war. Ich konnte aber nicht wieder mit ihm mit Brainspotting arbeiten – seine Erwartung war nämlich, Brainspotting wie eine Tablette verwenden zu können: dass er auf den Zeigestab schauen könnte und seine Zwangsgedanken und Ängste wären sofort weg – ohne dass er sich jedoch auf den Prozess, der dabei wichtig ist, einlassen wollte.

Insofern haben wir mit anderen Zugängen weitergearbeitet. Es kann also auch unerwünschte Nebenwirkungen haben, wenn man mit einer wirkungsvollen Methode arbeitet und recht schnell erlebbare Erfolge erzielt.

6.3 Brainspotting – eine eigenwillige Traumatherapiemethode?

Nachdem Sie nun einiges über Brainspotting[88] erfahren haben, möchte ich auf die Gemeinsamkeiten und Unterschiede zu anderen Methoden in der Psychotraumatherapie kurz eingehen und diese kommentieren. Das kann mitunter helfen, wenn Sie gerade erst begonnen haben, mit Traumatherapie generell oder mit Brainspotting im Speziellen zu arbeiten. Durch die Nähe zu EMDR wird an manchen Stellen zusätzlich ein Vergleich mit dieser Traumatherapiemethode angeführt.

Worin unterschieden sich die diversen Traumatherapiemethoden?

Hier geht es im Wesentlichen um die folgenden Punkte:[89]

- Standardisierung des Vorgehens
- Art der Anamnese und Exploration bzw. des Einstiegs in das Prozessieren
- Abfrage einer Belastung
- bilaterale Stimulation
- Fokus während des Prozessierens
- Einbezug der Augen
- Einsatz von Stabilisierung bzw. Ressourcenorientierung.

88 Zu beachten ist hier unbedingt, dass ich mich in erster Linie auf die in diesem Buch verwendeten Aussagen und Konzepte von David Grand beziehe. Die Brainspotting-Trainer:innen kultivieren Brainspotting in ihren jeweiligen Ländern und passen es an die dortigen Bestimmungen bzw. ihre eigenen Ausbildungshintergründe an.

89 Diese Aufzählung hat keinen Anspruch auf Vollständigkeit.

Wenn wir die oben genannten Unterscheidungskriterien anschauen, wird relativ klar, inwiefern Brainspotting im Bereich der Traumatherapiemethoden »ausschert«.

1) Das Vorgehen ist im Vergleich zu anderen Methoden – und speziell EMDR –nicht standardisiert, es gibt eher Richtlinien zur Orientierung.

Es ist in der Tat so, dass Brainspotting-Therapeut:innen je nach Ausbildungsstand, Erfahrung und Selbsterfahrung mit der Methode unterschiedliche Techniken und Set-ups verwenden. Das präsente und dynamisch-schweigende Begleiten sowie ein gutes Gespür für das Timing von Interventionen sind alles andere als einfach zu erlernen. Dies kann zu einer gewissen Intransparenz führen und es für Klient:innen schwierig machen, die Qualität der durchgeführten Brainspotting-Sitzungen zu bewerten. Auch gibt es keine Ethik-Richtlinien bzw. Standards, die von übergeordneten Institutionen eingefordert werden, oder Stellen, wo man sich mit Beschwerden hinwenden kann. Das bedeutet nicht, dass es gar keine Qualitätskontrolle gibt. Um in der offiziellen, durch David Grand lizensierten Brainspotting-Liste des jeweiligen Landes geführt zu werden, muss man alle zwei Jahre eine bestimmte Anzahl an Fallprotokollen vorlegen und einen bestimmten Betrag dafür entrichten.

2) Eine spezielle Art der Diagnostik oder gar Traumadiagnostik wird im Brainspotting als nicht notwendig erachtet, der Einstieg in das Prozessieren erfolgt in erster Linie über das, was die Klientin erzählt, und wird entschieden darüber, ob sie eine Aktivierung dabei erlebt. Es geht nicht explizit um das Auswählen von Zielerinnerungen, wie z. B. spezifischer traumatischer Situationen, wie dies in der Psychotraumatherapie oft der Fall ist.

Hier kommen zwei öfter erwähnte Kritikpunkte zum Tragen. Zum einen geht es um die Subjektivität der Behandlung. Die Identifikation der Brainspots und die Bewertung der therapeutischen Fortschritte hängen von der Interpretation und Einschätzung des Therapierenden ab, auch wenn die Kooperation mit den Klient:innen hoch ist. Dies kann zu einer gewissen Unsicherheit bei Letzteren führen und die Vergleichbarkeit der Ergebnisse zwischen verschiedenen Therapeut:innen erschweren.

Zum anderen wird eine »Übergeneralisierung« der Methode kritisiert. Das ist verständlich. Jede:r sollte hellhörig werden, wenn eine Methode vorgibt, dass man bei allen möglichen Problemen mit ihr arbeiten kann. Da aber in erster Linie mit der körperlichen Aktivierung gearbeitet wird, kann eben bei allen Themen, wo diese auftritt, tatsächlich mit Brainspotting gearbeitet werden. Das bedeutet natürlich nicht, dass die Methode für alle Klient:innen passt oder allen Klient:innen ausnahmslos Erleichterung verschafft. Gleichzeitig ist die Komplexitätsreduktion durch die Fokussierung auf die Aktivierung in sehr vielen Fällen enorm hilfreich. Und sie bleibt es auch, wenn auf Komplexität nicht vollkommen verzichtet wird. Deswegen ist Brainspotting auch »nur« eine Methode, die in einen Gesamtkanon an therapeutischem Wissen eingebaut werden muss.

3) Die Abfrage der Belastung ist zu Beginn vorgesehen, aber auch dort – im Sinne der Richtlinien – nicht verpflichtend, während sie im EMDR immer wieder abgefragt wird.

Hier zeigt sich erneut der unterschiedliche Zugang eines eher phänomenologisch orientierten Ansatzes, der die Qualität des Erlebens betont, und eines eher objektivistischen Ansatzes, der Veränderung gerne auch zahlenmäßig messbar machen möchte.

4) Eine Gemeinsamkeit mit EMDR besteht durch die bilaterale Stimulation mit den Bio*Lateral* Sounds. Die meisten Methoden im Bereich der Traumatherapie arbeiten nicht mit bilateraler Stimulation.

Bilaterale Stimulation ist aber auch bei Brainspotting nicht obligat, weil manche Menschen nicht mit Kopfhörern bzw. dieser Art von Beschallung arbeiten möchten. Die Sounds werden außerdem in erster Linie zur »Beruhigung« eingesetzt und werden in einem eher langsamen Tempo von links nach rechts und rechts nach links geschickt.

5) Der Fokus während des Prozessierens wird in erster Linie auf das Körpererleben gelegt, das Narrativ und begleitende Kognitionen, Emotionen, Verhaltenstendenzen etc., wie sie in der Psychotraumatherapie oft als Beobachtungs- und Interventionsebenen nahegelegt werden, sind nicht gänzlich unwichtig, aber zweitrangig.

Auf diese Weise geht beim Brainspotting meines Erachtens einiges an Interventionsmaterial zum aktiven Bilden von Unterschieden und Hypothesen verloren. Als Hypnotherapeut kann ich das starke Ausklammern bzw. »Entlimbisieren«[90] von Sprache nicht nachvollziehen und erlebe zu oft genau das Gegenteil, nämlich dass ein gezielter Einsatz von präsentem, stillem Begleiten mit dem sehr gezielten Einsatz von Sprache enorm bereichernd sein kann.

6) Die Augen und deren spezielle Art der Fokussierung stehen im Mittelpunkt der Methode.

Schade ist aus meiner Sicht, dass es bis auf zwei sehr empfehlenswerte Artikel von David Grand und Frank Corrigan (Corrigan a. Grand 2013; Corrigan, Grand a. Raju 2015)[91] noch keine Untersuchungen speziell zu Brainspotting gibt, die sich mit den Grundlagen der Augenfokussierung beschäftigen. Ich bin mir sicher, dass das spannende Erkenntnisse bringen könnte.

7) Ressourcenorientierung im Sinne von Stabilisationstechniken wird zwar nicht ausgeblendet, aber sie hat keine Priorität im Prozess. Ein Titrieren der Belastung kann jedoch durch die unterschiedlichen Set-ups erreicht werden. Die relevante Augenposition kann so etwas wie eine Distanzierungstechnik mit einer ähnlichen Wirkung wie bei der Screen-Technik von Sachsse (2009) sein.

---

90 In dem Sinne, dass Sprache den Neokortex aktiviere und limbische Prozesse störe.

91 Diese sind auf PubMed® zu finden.

Dieser Punkt kann auf vielen Ebenen zu Missverständnissen führen, die von den bisherigen genannten Kritikpunkten herrühren. Durch das sehr offene Vorgehen, die unterschiedlichen Niveaus an Erfahrung und Selbsterfahrung und die divergierenden Ausbildungsstände gibt es enorme Unterschiede, wie oft oder wie selten sog. Ressourcentechniken eingesetzt werden. Brainspotting sieht sich selbst als sehr schonende Methode, die per se ressourcenorientiert wirkt. Dennoch wird auf die Möglichkeit der Titrierung der Belastung bei sog. schweren Störungen hingewiesen. Und gleichzeitig wird so gut wie keine »Diagnostik« vorausgesetzt bzw. diese auf die Erfahrung der Therapeut:innen verlagert. Die Heterogenität, wie Brainspotting eingesetzt wird, ist deswegen meines Erachtens sehr groß. Das wiederum führt zu einer schwierigen Vergleichbarkeit und erleichtert es den Klient:innen nicht, die Qualität der Behandlung zu beurteilen.

Eine persönliche Beobachtung aus meiner Zeit als Brainspotting-Supervisor ist, dass Therapeut:innen, deren erlernte Methode es vorgibt, ressourcenorientiert zu arbeiten – also z.B. gesprächsorientierte, tiefenpsychologische und humanistische Therapieformen –, leichter Zugang zu Brainspotting finden. Außerdem gilt das für jene Therapeut:innen, die eher das Bedürfnis nach größerer Freiheit haben, auch wenn sie aus strukturierten Verfahren kommen (wie z.B. der Verhaltenstherapie).

Was kann Brainspotting nun anderen Methoden bieten?

In jedem Fall kann Brainspotting eine radikale Infragestellung der eigenen Wirkmechanismen ermöglichen. Natürlich nicht einzig um der Infragestellung der bisherigen Hypothesen willen, sondern um diese durch Perspektivenintegration zu erweitern. Wie z.B. eine Studie von Martin Sack et al. (2016) zeigte, ist die bilaterale Stimulation nicht der alleinige oder hauptsächliche Wirkmechanismus von EMDR. In der Studie konnte eine Traumaverarbeitung mit einem festen Fokus ebenso gute Resultate erzielen wie die bilaterale Stimulation, mit der in einer anderen Gruppe gearbeitet wurde. Beide Gruppen schnitten aber besser ab als die Gruppe, in der unspezifisch prozessiert wurde.

Ist das nun ein Beleg für die Brainspotting-Theorie? Mitnichten. Das Prozessieren erfolgte in der Gruppe mit festem Fokus vollkommen unspezifisch. Studien, die die bessere Wirkung der sogenannten relevanten Augenpositionen belegen, sind noch ausständig und hochgradig erwünscht.

Die Infragestellung der eigenen Wirkmechanismen ist nicht das Einzige, was Brainspotting zu bieten hat. Damit verbunden ist aus meiner Sicht der Umstand, dass Brainspotting eine enorme Komplexitätsreduktion im Prozess erlaubt. Therapeut:innen lernen, dass sie auch mit wenig bis gar keiner Intervention[92] während eines Prozesses die gleichen Effekte und Resultate bekommen können, wie wenn sie ihre jeweiligen Methoden einsetzen. Dieser Umstand könnte, wie Gerhard Wolfrum (2020) meint, kränkend wirken und wiederum zu der oben erwähnten Hinterfragung der Wirkmechanismen führen. Es ist ein Genuss, mitanzusehen, wie Klient:innen, auch oder erst recht solche, die noch keine Therapieerfahrung hatten, plötzlich mit inneren Bildern, Metaphern, Symbolen und anderen Lösungen aufwarten, die sonst vonseiten der Therapeut:innen von außen angeboten werden.[93]

Ein kurzes Beispiel soll illustrieren, wie eine Kombination aus EMDR und Brainspotting ausschauen könnte.

Fallbeispiel: Eigene Selbsterfahrung mit Doppel-Spotting

Ich verwende sehr gerne das sog. Doppel-Spotting für meine eigenen Prozesse mit einer sehr geschätzten Kollegin. Irgendwann hat es sich einmal ergeben, dass meine Augen wie von selbst anfingen, sehr schnell zwischen beiden Punkten hin- und

92 Aber natürlich mit achtsamer Präsenz und der Fähigkeit, jederzeit in den Prozess aktiv einzusteigen.

93 Für mich ist das immer ein Beleg der Potenzialhypothese, die in der Hypnotherapie gilt. Sie ist aus meiner Sicht am besten im hypnosystemischen Ansatz von Gunther Schmidt (2020) ausformuliert. Diese besagt, dass alle möglichen Reaktionsmuster in unseren neuronalen Netzen bereits angelegt sind. Das gilt für evolutionäre Programme (wie z. B. Nahtoderfahrungen) genauso wie für im Laufe des Lebens erworbene Erfahrungsmuster.

herzuwechseln, was mich sofort an EMDR erinnerte. Nach einiger Zeit wurden die Augen wieder ruhiger und blieben auf einem Punkt fokussiert, wo eine ruhigere Verarbeitung stattfand, um dann eine Zeit später noch einmal in den schnellen Wechsel zwischen den Punkten zurückzukommen. Während dieses Prozessierens habe ich keine Bilder gesehen oder innere Sätze gehört oder Ähnliches. Ich habe jedoch gespürt, wie die Aktivierung in meinem Körper stieg und ich leicht zu schwitzen begann. Dies steigerte sich bis zu einem Punkt und war dann plötzlich vorbei. Mein Kopf fühlte sich daraufhin klar und ruhig an, und ich wusste, der Prozess war vorbei. Meine Kollegin musste mich während des Prozesses nicht viel fragen, was gerade passierte oder Ähnliches, sie begleitete mich einfach beim Prozessieren.

7 Abschließende Bemerkungen

Ich hoffe, liebe Leser:innen, dass ich Ihnen Brainspotting mit dieser Einführung ein wenig näherbringen und vielleicht sogar Neugier darauf wecken konnte, es auszuprobieren. Aus meiner Sicht ist es eine Methode, die »in der einen oder anderen Form« jeder Therapeut und jede Therapeutin lernen sollte. Damit meine ich, dass es vor allem das fokussierte Prozessieren mit minimaler Intervention ist, das die Lernfortschritte und Selbsterfahrung aller Therapeut:innen deutlich verbessern kann. Meiner Ansicht nach erhöht es die Wahlfreiheit im therapeutischen Prozess, sowohl für die Klient:innen als auch die Therapeut:innen, weil es so etwas wie eine umfassende Form der Methoden-Neutralität (vgl. z.B. Simon 2019) darstellt. Gleichzeitig ist diese Art zu arbeiten in der Tat mit allen Therapieansätzen kombinierbar. Der Kreativität sind keine Grenzen gesetzt und dem sehr offenen Vorgehen kann man vor allem zu Beginn durchaus mit gewohnten Strukturen der eigenen Sitzungen begegnen.

Zu alldem kommt aus meiner Sicht hinzu, dass es ein hochgradiger »Boost« für das Selbstwirksamkeitserleben der Klient:innen ist, wenn sie alleine mit achtsam präsenter Begleitung durch die Therapeut:innen schwierigste Prozesse selbst bewältigen können.

Ich hoffe aber auch, dass dieses Buch dazu beitragen kann, eventuell vorhandene blinde Flecken bei Brainspotter:innen zu belichten. Die Kritik, die der Methode vor allem im deutschen Sprachraum entgegengebracht wird, sollte ernst genommen und nicht als Fehlwahrnehmung »der Anderen« abgetan werden. Dieses Buch entstand auch, weil ich mir selbst Klarheit über einige Sachverhalte verschaffen wollte. Ich denke, die Theoriebildung hat im deutschen Sprachraum eine sehr hohe Bedeutung, und mit der »Trinität« des Autopoiese-Konzepts, des Konstruktivismus und der Systemtheorie stünden Theorien bereit, die die eine oder andere Unschärfe im Brainspotting-Gedankengebäude beseitigen könnten.

Damir del Monte (2021) betonte in seinem Vortrag auf der Brainspotting-Weltkonferenz in Denver, dass es in der Psychotherapie allgemein nicht darum gehen sollte, Methoden zu lernen, sondern Prinzipien der Therapie zu verstehen, die dann zur Anwendung von Methoden führen. So habe ich für mich selbst auch einen Weg gewählt, auf dem ich die Prinzipien des Brainspotting von David Grand weiter hochhalten möchte. Gleichzeitig nehme ich ihn beim Wort, dass jede:r sein eigenes Brainspotting kreieren soll, und versuche die Entwicklung des fokussierten Prozessierens voranzutreiben sowie den Theorieaufbau mitzugestalten. Ich wünsche mir sehr, dass wir in den nächsten Jahren einen Übergang vom allein schulen-, methoden- und/oder personenorientierten Therapieren bzw. Coachen zu einem prinzipienorientierten Vorgehen erleben werden. Vielleicht ist das der Weg zu einer allgemeinen Psychotherapie, wie Grawe (2000) sie angeregt hat?

Literatur

Bazuro, R. (2016): Report of findings from the community survey September 2016. Newton (Newton Sandy Hook Community Foundation). Verfügbar unter: https://brainspotting.com/wp-content/uploads/2018/02/2016-NSHCF-Community-Assessment-Report.pdf [13.7.2023].

Bohne, M. (2021): Psychotherapie und Coaching mit PEP. Prozess- und Embodimentfokussierte Psychologie in der Praxis. Heidelberg (Carl-Auer).

Bowan, M. (2008): Treatment of panic attack with Vergence Therapy. An unexpected visual-vagus connection. *Journal of Behavioral Optometry* 19 (6): 155–158. Verfügbar unter: https://www.brainspotting-germany.de/media/19-6_bowan.pdf [8.10.2023].

Corrigan, F. a. D. J. Grand (2013): Brainspotting: Recruiting the midbrain for accessing and healing sensorimotor memories of traumatic activation. *Medical Hypotheses* 80 (6): 759–766. DOI: https://doi.org/10.1016/j.mehy.2013.03.005.

Corrigan, F. M., D. Grand a. R. M. Raju (2015): Brainspotting: Sustained attention, spinothalamic tracts, thalamocortical processing, and the healing of adaptive orientation truncated by traumatic experience. *Medical Hypotheses* 84 (4): 384–394. DOI: https://doi.org/10.1016/j.mehy.2015.01.028.

D'Antoni, F., A. Matiz, F. Fabbro a. C. Crescentini (2022): Psychotherapeutic techniques for distressing memories: A comparative study between EMDR, Brainspotting, and Body Scan Meditation. *International Journal of Environmental Research and Public Health* 19 (3): 1142. SDOI: https://doi.org/10.3390/ijerph19031142.

Del Monte, D. (2016): Stress, trauma and pain in brain and body. Neurobiology for trauma- and Brainspotting therapists. Live in Amsterdam, December 2016. Verfügbar unter: https://www.lecturio.de/medizin/stress-trauma-and-pain-in-brain-and-body-neurobiology-for-trauma-and-brainspotting-therapists.kurs [19.12.2023].

Del Monte, D. (2021): Brainspotting from a neurological point of view. Vortrag auf der Brainspotting-Weltkonferenz, Denver.

Flatten, G., U. Gast, A. Hofmann, C. Knaevelsrud, A. Lampe, P. Liebermann, A. Maercker, L. Reddemann u. W. Wöller (2013): Posttraumatische Belastungsstörung: S3-Leitlinie und Quellentexte. *Zeitschrift für Klinische Psychologie und Psychotherapie* 43 (3): 216. DOI: https://doi.org/10.1026/1616-3443/a000271.

Gendlin, E. T. (2020): Focusing. Selbsthilfe bei der Lösung persönlicher Probleme [E-Book]. Reinbek b. H. (Rowohlt).

Gendlin, E. T. (o. J.): Einführung in Focusing. Verfügbar unter: https://www.deutsches-focusing-institut.de/images/artikel-ueber-focusing/gendlin-einfuehrung-in-focusing-2003.pdf [13.7.2023].

Gilligan, S. G. (2017): Therapeutische Trance: Das Prinzip Kooperation in der Ericksonschen Hypnotherapie. Heidelberg (Carl-Auer), 6. Aufl.

Grand, D. (2001): Emotional healing at warp speed. The power of EMDR. New York (Harmony). [dt. (2011): EMDR – Ein Durchbruch in der Psychotherapie. Wien (Passagen).]

Grand, D. (2011): EMDR – Ein Durchbruch in der Psychotherapie. Wien (Passagen). [am. Orig. (2001): Emotional healing at warp speed. The power of EMDR. New York (Harmony).]

Grand, D. (2013): Brainspotting. The revolutionary new therapy for rapid and effective change. Louisville (Sounds True).

Grand, D. (2017): Brainspotting – Wie Sie Probleme, Traumata und emotionale Belastungen gezielt auflösen. Kirchzarten (VAK).

Grand, D. (2019a): Brainspotting. Phase One Training Manual. Verfügbar unter: https://brainspotting.com/trainings-info/bsp-phase-1/ [13.7.2023].

Grand, D. (2019b): Brainspotting. Phase Two Training Manual. Verfügbar unter: https://brainspotting.com/trainings-info/bsp-phase-2/ [13.7.2023].

Grand, D. (2019c): Brainspotting. Phase Four Training Manual. Verfügbar unter: https://brainspotting.com/trainings-info/bsp-phase-4/ [23.8.2023].

Grand, D. (2021): Brainspotting as a neuroexperiential process for healing and expansion. Vortrag auf der Weltkonferenz für Brainspotting, Denver. [dt. (2023): Brainspotting als neuroexperienzielles Verarbeitungsmodell für Gesundung und Expansion. In: M. Baumann: Brainspotting. Belastungen verarbeiten – Selbstheilungskräfte unterstützen mit Kindern, Jugendlichen und jüngeren inneren Anteilen. Heidelberg (Carl-Auer).]

Grand, D. (2022a): Brainspotting. An interview with David Grand, Ph. D. Verfügbar unter: https://www.youtube.com/watch?v=wUBZVKsXV4c [22.7.2023].

Grand, D. (2022b): David Grand, PhD. Brainspotting Neuroexperiential Model. Overview. Verfügbar unter: https://www.youtube.com/watch?v=BhpyHHjq2Fw&t=1435s [22.7.2023].

Grand, D. (2022c): Brainspotting: Set-ups and framing. Verfügbar unter: https://www.youtube.com/watch?v=GXdL0hX3AKI&t=5s [22. 7.2023].

Grand, D. (2022d): Brainspotting neuroexperiential model and THE FRAME. Verfügbar unter: https://www.youtube.com/watch?v=Aktd1WcFon0&t=6s [22.7.2023].

Grand, D. (2023): Brainspotting neuroexperiential model – Compliance. Verfügbar unter: https://www.youtube.com/watch?v=v3TcHMMPPUg&t=1516s [22.7.2023].

Grand, D. a. A. Goldberg (2011): This is your brain on sports. Beating blocks, slumps and performance anxiety for good! Indianapolis, IN (Dog Ear).

Grand, D. a. M. Grixti (2019): Brainspotting explored – with founder David Grand and the BSPUK trainer Mark Grixti [Video]. Verfügbar unter: https://www.youtube.com/watch?v=GoeKJ9wbT3U [28.7.2023].

Grawe, K. (2000): Psychologische Therapie. Göttingen (Hogrefe), 2. Aufl.

Hildebrand, A., D. Grand a. M. Stemmler (2017): Brainspotting – the efficacy of a new therapy approach for the treatment of posttraumatic stress disorder in comparison to eye movement desensitization and reprocessing. DOI: https://doi.org/10.6092/2282-1619/2017.5.1376.

Hofmann, A. (2009): Phasen der EMDR-Behandlung I: Diagnostik und Behandlungsplanung. In: ders. (Hrsg.): EMDR – Praxishandbuch zur Behandlung traumatisierter Menschen. Stuttgart (Thieme), 4. Aufl.

Kolk, B. A. van der (2015): Verkörperter Schrecken: Traumaspuren in Gehirn, Geist und Körper und wie man sie heilen kann. Lichtenau (G. P. Probst).

Kollar, A. (2017): Hypnosystemisches Brainspotting in der Arbeit mit Menschen mit psychotischem Erleben. *Brainspotting – Trauma-Themenheft. Zeitschrift für Psychotraumatologie und ihre Anwendungen* 15 (3).

Levine, P. (2012): Sprache ohne Worte. München (Kösel).

Lieb, H. (2009): So hab ich das noch nie gesehen. Systemische Therapie für Verhaltenstherapeuten. Heidelberg (Carl-Auer).

Liu, T. u. B. Trenkle (2021): Die Chinesische Truhe. Symptome symbolisieren und unbewusst auflösen. Heidelberg (Carl-Auer).

Masson, J., A. Bernoussi a. C. S. Moukouta (2017): Brainspotting Therapy. About a Bataclan Victim. *Global Journal of Health Science* 9 (7): 103. DOI: https://doi.org/10.5539/gjhs.v9n7p103.

Mattos, P. (2015): Persistent genital arousal disorder as a dissociative trauma related condition treated with Brainspotting. A successful case report. *International Journal of School and Cognitive Psychology* 2 (s1): 345.

Maturana, H. R. u. F. J. Varela (2009): Der Baum der Erkenntnis. Die biologischen Wurzeln menschlichen Erkennens. Frankfurt/M. (Fischer).

McGilchrist, I. (2019): The master and his emissary. The divided brain and the making of the western world. New Haven/London (Yale University).

Neuner, F. (2019): Risiken und Nebenwirkungen der Traumatherapie. In: G. H. Seidler, H. J. Freyberger, H. Glaesmer u. S. B. Gahleitner (Hrsg.): Handbuch der Psychotraumatologie. Stuttgart (Klett-Cotta), S. 424–432.

Peter, B. u. D. Revenstorf (2018): Hypnotherapie. Stuttgart (Kohlhammer).

Pinco, S. (2018): WAIT … Why am I talking. An exploration of the role of silence in Brainspotting therapy. In: G. Wolfrum (Hrsg.): The power of Brainspotting. An international anthology. Kröning (Asanger). [dt. (2020): Das Lehrbuch Brainspotting. Ein neuer Weg in der Traumatherapie. Kröning (Asanger).]

Prior, M. (2019): MiniMax-Interventionen. 15 minimale Interventionen mit maximaler Wirkung. Heidelberg (Carl-Auer), 16. Aufl.

Reddemann, L. u. W. Wöller (2017): Komplexe Posttraumatische Belastungsstörung. Göttingen (Hogrefe).

Revenstorf, D. u. B. Peter (2015): Hypnose in Psychotherapie, Psychosomatik und Medizin. Manual für die Praxis. Heidelberg (Springer), 3. Aufl.

Rießbeck, H. u. G. Müller (2019): Traumakonfrontation – Traumaintegration. Therapiemethoden im Vergleich. Stuttgart (Kohlhammer).

Rost, C. (2014): Ressourcenarbeit mit EMDR. Vom Überleben zum Leben. Bewährte Techniken im Überblick. Paderborn (Junfermann).

Roth, G., A. Heinz u. H. Walter (2020): Psychoneurowissenschaften. Heidelberg (Springer).

Sachsse, U. (2009): Traumazentrierte Psychotherapie. Theorie, Klinik und Praxis; mit 25 Tabellen. Stuttgart (Schattauer), 2. Nachdruck.

Sack, M., S. Zehl, A. Otti, C. Lahmann, P. Henningsen, J. Kruse a. M. Stingl (2016): A comparison of dual attention, eye movements, and exposure only during eye movement desensitization and reprocessing for posttraumatic stress disorder: results from a randomized clinical trial. *Psychotherapy and Psychosomatics* 85 (6): 357–365. DOI: https://doi.org/10.1159/000447671.

Schiffer, F., F. M. Mottaghy, R. L. P. Vimal, P. F. Renshaw, R. Cowan, A. Pascual-Leone, M. Teicher, E. Valente a. M. Rohan (2004): Lateral visual field stimulation reveals extrastriate cortical activation in the contralateral hemisphere: an fMRI study. *Psychiatry Research: Neuroimaging* 131 (1): 1–9. DOI: https://doi.org/10.1016/j.pscychresns.2004.01.002.

Schiffer, F. (1998): Eine Brille für die Seele. Die neue Dual-Brain Psychology und ihre Anwendung bei Ängsten, Konflikten und Belastungen. Kirchzarten (VAK).

Schmidt, G. (2020): Einführung in die hypnosystemische Therapie und Beratung. Heidelberg (Carl-Auer), 9. Aufl.

Schmidt, G. (2023): Liebesaffären zwischen Problem und Lösung. Hypnosystemisches Arbeiten in schwierigen Kontexten. Heidelberg (Carl-Auer), 10. Aufl.

Shapiro, F. (2001): Eye Movement Desensitization and Reprocessing: Basic principles, protocols and procedures. New York (Guilford), 2nd ed.

Simon, F. B. (2019): Einführung in die (System-)Theorie der Beratung. Heidelberg (Carl-Auer), 2. Aufl.

Simon, F. B. (2020): Einführung in Systemtheorie und Konstruktivismus. Heidelberg (Carl-Auer), 9. Aufl.

Spork, P. (2017): Gesundheit ist kein Zufall. Wie das Leben unsere Gene prägt – Die neuesten Erkenntnisse der Epigenetik. München (DVA).

Talbot, J., S. de la Salle a. N. Jaworska (2022): A paradigm shift in trauma treatment: Converging evidence for a novel adaptation of Eye Movement Desensitization and Reprocessing (EMDR). *The Canadian Journal of Psychiatry* 68 (4): 283–285. DOI: https://doi.org/10.1177/07067437221142283.

Trenkle, B. (2016): Die Löwen-Geschichte. Hypnotisch-metaphorische Kommunikation und Selbsthypnosetraining. Heidelberg (Carl-Auer), 7. Aufl.

Wlitschko, J. (Hrsg.) (2008): Zugang zum »impliziten Wissen«. In: ders.: Focusing und Philosophie. Eugene T. Gendlin über die Praxis körperbezogenen Philosophierens. Wien (Facultas). Verfügbar unter: https://www.deutsches-focusing-institut.de/images/artikel-ueber-focusing/wiltschko-implizites-wissen.pdf [6.5.2023].

Wolfrum, G. (Hrsg.) (2017): Schwerpunkt Brainspotting. *Trauma, Zeitschrift für Psychotraumatologie und ihre Anwendungen* 15 (3).

Wolfrum, G. (2018): The power of Brainspotting: An international Anthology. Kröning (Asanger).

Wolfrum, G. (2020): Das Lehrbuch Brainspotting. Ein neuer Weg in der Traumatherapie. Kröning (Asanger).

Wolfrum, G. (2023a). Brainspotting Phase 1 Training Manual. (Unveröffentl. Ausbildungsmanuskript).

Wolfrum, G. (2023b). Brainspotting Phase 2 Training Manual. (Unveröffentl. Ausbildungsmanuskript).

Wolpe, J. (1969): The Practice of behavior therapy. New York (Pergamon).

Über den Autor

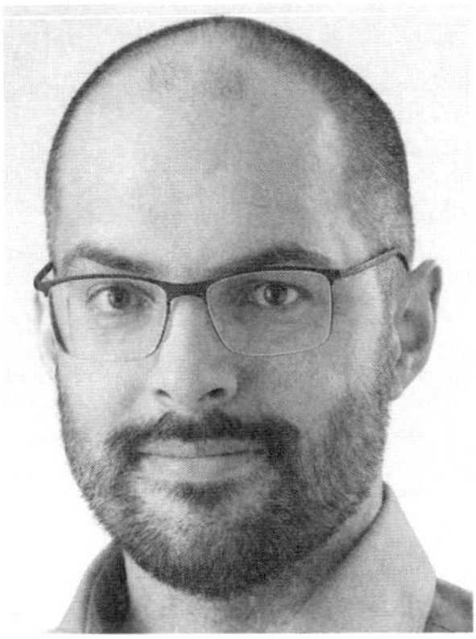

Andreas Kollar, Klinischer Psychologe, Gesundheitspsychologe und Sportpsychologe; Coach; Lehrtrainer für Klinische Hypnose; Vorstandsmitglied der European Society of Hypnosis (ESH); Neurofeedback-Dozent; internationale Seminartätigkeit für unterschiedliche Berufsgruppen; Leitung des Kompetenzfokus Institut, Wien; Arbeitsgebiete und Schwerpunkte: Klinisch-psychologische Behandlung im Einzel- und Gruppensetting, Teamsupervision, Coaching.

Kontakt: Kompetenzfokus.at